Petit manuel historique de l'odontologie du sport

Médecine à travers les siècles

Collection dirigée par le Docteur Xavier Riaud

L'objectif de cette collection est de constituer « une histoire grand public » de la médecine ainsi que de ses acteurs plus ou moins connus, de l'Antiquité à nos jours.
Si elle se veut un hommage à ceux qui ont contribué au progrès de l'humanité, elle ne néglige pas pour autant les zones d'ombre ou les dérives de la science médicale.
C'est en ce sens que – conformément à ce que devrait être l'enseignement de l'histoire –, elle ambitionne une « vision globale » et non partielle ou partiale comme cela est trop souvent le cas.

Dernières parutions

Michel A. GERMAIN, *Médecines antiques des Romains et des Germains. Confrontation et analyse*, 2021.
Ali HAMDAN, *De la médecine coloniale à la santé communautaire au Sénégal*, 2020.
Geneviève HERY-ARNAUD, Dominique LE NEN, *Pierre Le Damany, grand médecin breton. Souvenirs d'un étudiant en médecine, Rennes (1887-1891)*, 2020.
Xavier RIAUD, *Carnet de voyage académicien d'un historien de la médecine*, 2020.
Xavier RIAUD, *La Greffe générale. Journal satirique des blessés de la face de l'hôpital du Val-de-Grâce (1917-1918)*, 2020.
Pierre AUBRY, avec la collaboration de Bernard-Alex GAÜZERE, *Médecins et expéditions coloniales françaises au XIX*e *siècle (Afrique Noire et Madagascar)*, 2020.
Philippe SCHERPEREEL, *Le sang, imaginaire et réalités. Des excès de la saignée à la transfusion sanguine*, 2020.
Georges TRAVERT, *La mucoviscidose. Histoire d'une aventure médicale et humaine*, 2019.
Maître Antoine BOIREL, *Chirurgien de campagne sous le Roi-Soleil. Traité des playes de teste 1674*, présenté par Françoise Guillon-Metz, 2019.
Xavier RIAUD, *L'or dentaire des nazis*, 2019.

Xavier Riaud

Petit manuel historique de l'odontologie du sport

Préface du Docteur Georges Riaud

L'Harmattan

Du même auteur

La pratique dentaire dans les camps du IIIe Reich,
coll. « Allemagne d'hier et d'aujourd'hui », L'Harmattan (éd.), Paris, 2002.
Les dentistes allemands sous le IIIe Reich,
coll. « Allemagne d'hier et d'aujourd'hui », L'Harmattan (éd.), Paris, 2005.
L'influence des dentistes américains pendant la guerre de Sécession (1861-1865),
coll. « Médecine à travers les siècles », L'Harmattan (éd.), Paris, 2006.
Les dentistes, détectives de l'Histoire,
coll. « Médecine à travers les siècles », L'Harmattan (éd.), Paris, 2007.
Première Guerre mondiale et stomatologie : des praticiens d'exception...,
coll. « Médecine à travers les siècles », L'Harmattan (éd.), Paris, 2008.
Plaidoyer pour un enseignement historique de l'Art dentaire,
coll. « Éthique & Pratique médicale », L'Harmattan (éd.), Paris, 2008.
Étude de la pratique odontologique et de ses déviances dans les camps de l'Allemagne nazie,
A.N.R.T. (éd.), Lille, 2008.
Quand la dent mène l'enquête..., coll. « Médecine à travers les siècles », L'Harmattan (éd.), Paris, 2008.
Pionniers de la chirurgie maxillo-faciale,
coll. « Médecine à travers les siècles », L'Harmattan (éd.), Paris, 2010.
Histoires de la médecine bucco-dentaire,
coll. « Médecine à travers les siècles », L'Harmattan (éd.), Paris, 2010.
Étude de la pratique dentaire dans les camps de l'Allemagne nazie, entre dérives et thérapeutiques médicales,
Les Éditions universitaires européennes, Sarrebruck, 2010.
Odontologie médico-légale : entre histoire et archéologie, co-écrit avec le Dr Francis Janot,
coll. « Médecine à travers les siècles », L'Harmattan (éd.), Paris, 2010.
Dentistes héroïques de la Seconde Guerre mondiale,
coll. « Médecine à travers les siècles », L'Harmattan (éd.), Paris, 2011.
Chroniques odontologiques des rois de France et de la dynastie napoléonienne,
coll. « Médecine à travers les siècles », L'Harmattan (éd.), Paris, 2011.
Les dentistes américains dans la guerre de Sécession (1861-1865),
coll. « Médecine à travers les siècles », L'Harmattan (éd.), 2e édition, Paris, 2012.
Napoléon Ier et ses médecins,
coll. « Médecine à travers les siècles », L'Harmattan (éd.), Paris, 2012, Prix de l'AAMSSA 2012.
Histoire indépendentaire, coll. « Médecine à travers les siècles », L'Harmattan (éd.), Paris, 2013.
Des dentistes qui ont fait l'Histoire..., coll. « Médecine à travers les siècles », L'Harmattan (éd.), Paris, 2013.
Odontologie médico-légale et serial killers, la dent qui en savait trop..., coécrit avec le Dr Philippe Brousseau,
coll. « Médecine à travers les siècles », L'Harmattan (éd.), Paris, 2014.
Chirurgie dentaire et nazisme, coll. « Allemagne d'hier et d'aujourd'hui », L'Harmattan (éd.), Paris, 2015.
Et si la Seconde Guerre mondiale nous était racontée autrement...,
coll. « Médecine à travers les siècles », L'Harmattan (éd.), Paris, 2015.
Napoléon Ier et ses dentistes, coll. « Médecine à travers les siècles », L'Harmattan (éd.), Paris, 2016.
Archéologies dentaires, Les Éditions universitaires européennes, Sarrebruck, 2016.
Dent et archéologie, une expérience vécue,
coll. « Médecine à travers les siècles », L'Harmattan (éd.), Paris, 2017.
Dents et espions, coll. « Médecine à travers les siècles », L'Harmattan (éd.), Paris, 2018.
Charles Godon (1854-1923) et Georges Villain (1881-1938), le maître et l'élève,
coll. « Médecine à travers les siècles », L'Harmattan (éd.), Paris, 2018.
ADN, dents et maladies, coll. « Médecine à travers les siècles », L'Harmattan (éd.), Paris, 2019.
L'or dentaire des nazis, coll. « Médecine à travers les siècles », L'Harmattan (éd.), Paris, 2019.
Réédition commentée du journal satirique des blessés de la face de l'hôpital du Val-de-Grâce (1917-1918),
La Greffe générale, coll. « Médecine à travers les siècles », L'Harmattan (éd.), Paris, 2020.
Carnet de voyage académicien d'un historien de la médecine,
collection Médecine à travers les siècles, L'Harmattan (éd.), Paris, 2020.
Dentiste et football professionnel, Generis Publishing, Chisinau (Moldavie), 2020.

5-7, rue de l'Ecole-Polytechnique, 75005 Paris
http://www.editions-harmattan.fr
ISBN : 978-2-343-22625-5
EAN : 9782343226255

Préface

Lorsque le Docteur Xavier RIAUD, docteur en chirurgie dentaire, docteur en épistémologie, histoire des sciences et des techniques, m'a demandé d'écrire la préface de son livre *Petit manuel historique de l'odontologie du sport*, j'ai d'abord été surpris, mais également très honoré en même temps.

C'est donc bien volontiers qu'avec émotion et reconnaissance que je me suis attelé à cette tâche.

Déjà, le titre du livre attire l'attention. En effet, ce livre n'est pas si « petit », bien au contraire.

Il s'agit là d'un travail colossal, très riche, scientifique, très bien détaillé et très précis de recherches, et d'anecdotes qui, toutes, montrent combien il est important d'intégrer dans le bilan d'embauche de tout sportif de haut niveau, puis chaque année, à la reprise, un bilan bucco-dentaire et une radio panoramique dentaire. C'est pourquoi, au F. C. Nantes, avons-nous voulu associer un chirurgien-dentiste aux deux médecins du groupe professionnel.

C'est sur ma proposition que le Docteur Xavier RIAUD a donc signé un contrat avec le F. C. Nantes en 2014 en présence de Monsieur Franck KITA, directeur général du club, et du Docteur Marc DAUTY, chef de service de rééducation fonctionnelle à l'hôpital Saint-Jacques à Nantes et responsable médical du groupe professionnel à cette époque.

Ce contrat est toujours valide aujourd'hui.

La présence du Docteur Xavier RIAUD, chirurgien-dentiste, au Football Club de Nantes, explique en partie les nombreuses données et anecdotes concernant le football. Nous citerons en particulier le dossier médical épineux d'un joueur

qui a pu trouver sa conclusion grâce aux données qu'a pu fournir le Docteur Xavier RIAUD.
Nous avons pu constater aussi combien il est difficile de motiver ces joueurs de football de la nécessité de se faire soigner et suivre régulièrement.
Notre auteur n'oublie pas pour autant les autres sports et les risques qu'ils peuvent faire courir aux sportifs qui les pratiquent. Mais revenons plutôt au début du livre.
Nous voyons bien que les soins bucco-dentaires ont mis beaucoup de temps à toucher toutes les populations en particulier les couches populaires. En effet, il ressort clairement de cela que ce sont les classes aisées et/ou gouvernantes qui ont cherché très tôt à protéger leur dentition avec des moyens qui parfois, voire souvent, étaient relativement agressifs pour les dents et les gencives.
En ce qui concerne notre pays, le Docteur Xavier RIAUD nous éclaire sur le rôle qu'a joué Napoléon Bonaparte qui prenait grand soin de sa bouche et de ses dents. Ainsi, a-t-il donné une impulsion concernant l'hygiène bucco-dentaire d'abord à son armée et ensuite à son pays en en démontrant l'importance.
De la même façon, lorsqu'on analyse la chronologie de la mise en place de la médecine du sport et celle de la Société française d'odonto-stomatologie du sport, il faut attendre 1977 pour la naissance de la médecine du sport et 1979 pour celle de la Société française d'odonto-stomatologie grâce aux efforts du Docteur Henri LAMENDIN. Le Docteur Xavier RIAUD lui consacre d'ailleurs un chapitre élogieux tellement son action dans le temps fut importante, intense et continue. C'est, également en 1977 qu'a eu lieu la première rencontre entre la médecine du sport et l'odontologie.
Tout cela pour que le lecteur comprenne bien qu'il a fallu du temps, énormément de temps, pour que la coordination entre le médecin du sport et le chirurgien-dentiste du sport soit rendue possible.

C'est à partir de ce moment que les avancées thérapeutiques ont facilité l'arrivée progressive de toutes les protections nécessaires. C'est le cas par exemple du protège-dents pour les sports risquant la survenue de traumatismes dentaires ou pour les sportifs qui présentent un dysfonctionnement et sont sujets au bruxisme (grincement des dents), ou au clenching (serrement des dents ou bruxisme centré). Ce sont des problèmes qui doivent être résolus dans la mesure où ils perturbent la posture.
Au fil du temps, nous, les médecins, avons progressé dans la démarche qui consiste à faire appel au chirurgien-dentiste pour les consultations et bilans dentaires des sportifs. Mais, de nombreux clubs sportifs, encore aujourd'hui, n'ont pas à demeure un chirurgien-dentiste à leur disposition.
Espérons cependant que le conseil soit bien donné à leurs licenciés de consulter un chirurgien-dentiste...
Si l'on revient sur les exemples mis en avant par le Docteur Xavier RIAUD, nous voyons par contre que les grands noms du sport ont compris depuis longtemps déjà l'importance des soins bucco-dentaires.

- La première raison est que le sportif doit bien s'alimenter. Le début de la digestion des aliments commence dans la bouche, d'où l'importance de la mastication qui permet dans un premier temps aux aliments d'être mieux humidifiés et ensuite, grâce aux dix milliards de micro-organismes, bactéries en grand nombre, levures, champignons, virus… et enzymes, de commencer la digestion. Ce premier stade facilite les suivants. Mais, cet écosystème est fragile. La salive est composée d'enzymes et de protéines qui vont participer aux défenses de l'écosystème en question. Toutefois, elle est aussi une barrière altérable compte tenu des nombreuses mauvaises bactéries. D'où l'importance d'une bonne hygiène dentaire pour permettre à la première phase de la digestion de se faire dans de bonnes conditions et afin d'éviter un déséquilibre de l'écosystème avec les risques de caries que cela implique.

- La deuxième raison est qu'il faut un équilibre parfait pour réaliser les gestes précis et les performances attendues, quel que soit le sport, à plus forte raison s'il est intensif et professionnel. Il s'agit bien sûr de ce qu'on appelle l'équilibre postural. Il faut, en dehors d'un équilibre global, une occlusion dentaire parfaite, mais qui est rare. Il est plutôt question d'une « occlusion de référence ». La malocclusion peut entraîner un trouble de l'articulation temporo-mandibulaire qui, elle-même, aura un retentissement plus général. Elle peut générer différents troubles comme des céphalées, des troubles de la posture, des troubles de l'équilibre, des vertiges, des bourdonnements… Tout traumatisme facial peut retentir sur le système occlusif et avoir les mêmes effets.
- La troisième raison provient d'une douleur persistante ou répétitive. Un sportif, après un entraînement, une compétition, peut avoir des douleurs persistantes musculaires ou articulaires consécutives à la fatigue, à la répétition des mêmes gestes. Il peut même lors de sports de contact être victime de traumatismes directs ou indirects, et souffrir de douleurs articulaires, de contusions, de contractures, voire d'hématomes. En règle générale, ces douleurs disparaissent avec la récupération active, les soins et le repos, alternés. Par contre, si la douleur persiste malgré les soins appropriés ou si elle se répète, bien que toutes les précautions aient été prises, alors il faut en rechercher la cause. Dans ce cas précis, il faut faire un bilan complet local, régional et général avec d'éventuels examens complémentaires adaptés (bilans sanguins, radiographie, échographie, scanner

ou IRM). Il faut aussi, c'est primordial, faire ou refaire auprès d'un chirurgien-dentiste un bilan bucco-dentaire avec une radio panoramique, s'il n'y en a pas eu ou si ce dernier est trop ancien. Parfois, certaines extractions complexes ou la pose d'implants nécessitent un scanner ou un cone beam. En effet, nous avons constaté très souvent que des problèmes bucco-dentaires type dents de sagesse, caries, gencive… peuvent entretenir une douleur à distance (celle d'une articulation, d'un muscle, d'une zone cutanée…), a priori sans aucun rapport évident avec le problème bucco-dentaire considéré.

De cette façon, sera le plus souvent réglé le problème de la douleur persistante du sportif.

Nous voyons là l'importance de la surveillance régulière d'un sportif de haut niveau ou d'un amateur par un chirurgien-dentiste.

Nous avons en mémoire, chez un sportif, une endocardite (inflammation des valves cardiaques) en rapport avec un abcès dentaire non soigné. Ce qui est vrai pour les sportifs l'est également pour tout un chacun.

À la lecture de tous les exemples cités par le Docteur Xavier RIAUD dans son *Petit manuel historique de l'odontologie du sport*, nous constatons que tous les sports sont concernés par la nécessité d'avoir une hygiène bucco-dentaire irréprochable et de corriger au mieux tous les défauts de la dentition pour que la posture soit la plus équilibrée possible. Dans les sports de contact, il est important et capital même d'avoir une protection pour amortir les chocs lors de l'occlusion dentaire (protège-dents). Il ressort de cette étude, de ces recherches très documentées que les grands noms du sport ont parfaitement compris l'importance qu'il y a de corriger au mieux tous les défauts de leur dentition afin d'optimiser leurs performances. Certains joueurs profes-

sionnels de haut niveau ont d'ailleurs été refusés dans de grands clubs en raison de leur mauvaise dentition.
De plus en plus, et c'est heureux, les sportifs professionnels comprennent mieux les enjeux et objectifs de cette surveillance bucco-dentaire...
En conclusion, il ressort de ce travail une richesse et une précision des faits rapportés qui en prouvent la grande qualité intellectuelle et scientifique. Que le Docteur Xavier RIAUD en soit remercié et félicité !

Docteur Georges RIAUD
Ancien médecin du Football Club de Nantes de 1998 à 2021
En charge du groupe des joueurs professionnels de 2013 à 2021
Responsable médical des joueurs professionnels de 2017 à 2021
CES de Médecine du Sport
DIU de Médecine Manuelle et d'Ostéopathie
DIU de Mésothérapie

Avant-propos

J'ai commencé le tennis à l'âge de 7 ans et plus de 40 ans après j'y joue toujours avec la même ferveur. Parfois, dans les différents clubs où je me rends, je revois, non sans un certain émoi, des raquettes qui ont agrémenté mon modeste parcours : les vieilles Adidas, les Donnay ou encore Rossignol. Je me souviens qu'à chaque Roland-Garros, je rejouais dans mon petit club les matches que j'avais vus avant à la TV. Imaginez mon émotion lorsque Yannick Noah a remporté le tournoi en 1983. Je me souviens de ces vieilles raquettes en bois avec lesquelles j'ai démarré, tout particulièrement celle que mes parents ont achetée un jour à des voisins éphémères pour me faire un cadeau. Je me souviens que je dormais avec toutes mes raquettes neuves. Aujourd'hui, je suis toujours aussi passionné par ce sport, j'y trouve le même bonheur avec la sagesse de l'âge qui me fait prendre un peu de recul lorsque mon instinct de mauvais perdant se manifeste, qui me fait voir la bonne stratégie lorsqu'un adversaire me dévoile ses failles. Je me souviens également de tous mes coachs, du premier au tout dernier, plus récent, mon ami Yann, un homme extraordinaire. J'ai eu l'immense privilège, avant cette sinistre pandémie, de passer deux week-ends à Roland-Garros où j'ai pu voir jouer Serena Williams, Djokovic, Tsonga, Stan Wawrinka... La période actuelle est peu propice à la pratique du tennis. C'est là que l'on mesure le manque, l'absence. C'est là que j'ai compris que ce sport est celui de ma vie.
J'ai aussi grandi en assistant avec mon père aux matches des Canaris au stade Marcel Saupin. Admirant les Maxime Bossis, Loïc Amisse ou encore Vahid Halilhodzic, j'ai vibré avec la génération jaune et verte des Loko, Pedros, Ouëdec ou encore Karembeu. Cette génération est toujours détentrice

du plus grand nombre de matches invaincus dans un même championnat. N'oublions pas non plus que Didier Deschamps, issu du centre de formation du F. C. Nantes, a été champion du monde en tant que joueur en 1998 et en tant qu'entraîneur en 2018. Sans parler de Marcel Desailly et Christian Karembeu, également issus du même centre de formation, et champions du monde en tant que joueurs en 1998.
Alors, quand on m'a demandé de devenir le chirurgien-dentiste officiel du Football Club de Nantes, j'ai tout de suite accepté. Et que dire de mon émotion lorsque je suis allé faire mon premier dépistage au centre mythique de formation et d'entraînement de la Jonelière, le Centre José Arribas du F. C. Nantes ! Un moment indescriptible au milieu des joueurs professionnels et du coach Der Zakarian, le coach de la remontée du F. C. Nantes en Ligue 1, venu spécialement pour me serrer la main.
En 2014, sollicité par un des médecins de l'époque, qui n'exerce plus au FC Nantes aujourd'hui, pour effectuer des dépistages bucco-dentaires chez les joueurs professionnels du club, j'ai accepté très vite. Cette année-là, le FC Nantes était interdit de recrutement pour avoir commis une faute dans la gestion sur le terrain d'un joueur en particulier. Le club devait optimiser par conséquent les performances de son effectif sur le terrain et ses médecins ont compris très rapidement qu'un joueur qui a des problèmes dentaires peut plus facilement contracter des problèmes musculaires, tendineux et articulaires. Les bactéries responsables ne se contentent pas de séjourner dans la cavité buccale, mais migrent via le sang dans le corps. Les infections buccales génèrent donc des absences prolongées des joueurs des terrains extrêmement coûteuses pour le club. Les problèmes dentaires favorisent les claquages, les tendinites, les pubalgies, etc. À leur survenue, le joueur est arrêté. Ceci passe en accident du travail. Si le joueur est en arrêt de

travail, une partie de son salaire est payé par la CPAM. Si le joueur est en soins sans arrêt de travail, c'est le club qui continue de payer la totalité du salaire. Dans tous les cas, le joueur perçoit l'intégralité de son salaire. Il perd juste les primes. Soigner les caries, c'est faire des économies en définitive et optimiser les performances des joueurs sur le terrain. La direction s'est rangée logiquement à ce dernier argument.

Mon premier travail a été bien évidemment de rédiger un contrat définissant mon rôle, mon action et ma rémunération auprès du club. Le contrat a été signé par M. Frank Kita, le fils du président actuel et directeur général du club depuis 2011. Je l'ai soumis aussitôt au Conseil de l'Ordre départemental des chirurgiens-dentistes de Loire-Atlantique qui l'a transmis pour avis au Conseil national. Ce dernier l'a approuvé sans réserve et a procédé à son enregistrement au Conseil départemental 44. Aucune réserve donc, mais des consignes déontologiques strictes et non négociables : secret médical absolu, aucune publicité auprès des joueurs, le respect de la liberté du patient quant au choix de son praticien, le respect de la liberté de soins du patient. Tout cela a toujours été respecté lors des dépistages réalisés (2014, 2018, 2019, 2020). J'ai *toujours* refusé de mettre des rendez-vous lors des sessions de dépistages aux joueurs qui me le demandaient en les renvoyant *systématiquement* auprès de leurs dentistes s'ils en avaient un. Si certains, qui n'en avaient pas, ont pu se faire soigner à mon cabinet par la suite, c'est par l'entremise *systématique* du médecin du club qui s'est chargé personnellement de la prise et de la gestion des rendez-vous. Les soins par la suite au cabinet se sont toujours déroulés comme pour tous les patients, selon les règles définies par la convention que j'ai signée auprès de la CPAM de Nantes.

Aujourd'hui, l'heure du bilan a sonné pour moi. Si dans un premier temps, j'ai écrit un ouvrage récapitulant tout mon travail au F. C. Nantes en respectant bien sûr la déontologie de ma profession (comptes-rendus des dépistages ; statistiques ; fascicules de motivation ; fascicules divers ; réquisition judiciaire)[1]. J'ai d'ailleurs été très probablement, et suis toujours, le premier dentiste français sous contrat avec un club de football professionnel.

Ici, j'ai plutôt souhaité coucher sur papier une approche plus historique et historienne de l'odontologie du sport en essayant, de manière non exhaustive, de toucher plus ou moins toutes les disciplines sportives.

Donc, pour récapituler, joueur de tennis invétéré depuis l'âge de 7 ans et toujours aujourd'hui à 49 ans, dentiste diplômé en 1997 et véritable historien depuis mes premières armes dans ma thèse de doctorat, un travail de cet ordre m'a semblé par conséquent être une conséquence logique et normale.

Je vais essayer d'aborder, sur un plan didactique, scientifique et historique, les pathologies du sport, leurs traitements et bien sûr les hommes, qu'ils soient soignants ou bien praticiens sportifs, mais originalité de cet opus, avec une thématique placée dans l'histoire, bien qu'elle soit assurément récente.

J'aurais pu citer des pages et des pages de traumatismes. Certains sont incontournables parce que, relayés par les médias, ils ont frappé les esprits. Toutefois, j'ai souhaité me limiter aux plus marquants ou à ceux qui concernaient les plus grands sportifs, connus de tous, pour démontrer que ces problèmes touchent tout le monde sans discernement.

---

[1] Riaud Xavier, *Dentiste et football professionnel*, Generis Publishing, Chisinau (Moldavie), 2020.

Fédération dentaire internationale (FDI) et sport

Voici la déclaration de principe adoptée par la Fédération dentaire internationale (FDI), lors de son assemblée générale, à Poznań en Pologne en 2016. Elle figure sur le site Internet de la FDI (www.fdiworlddental.org).

« Contexte :

L'odontologie sportive est la branche de la médecine sportive spécialisée dans la prévention et le traitement des blessures dentaires et des maladies bucco-dentaires liées au sport et à l'exercice physique. Les sportifs amateurs ainsi que les jeunes pratiquants sont plus exposés aux risques de blessures bucco-dentaires, car ils peuvent ne pas recevoir de conseils et/ou de formation adéquats. Même si les protège-dents personnalisés sont de plus en plus recommandés, et même si leur efficacité dans la prévention des blessures a été prouvée, il est nécessaire de s'adapter en plus aux caractéristiques du sport, au groupe d'âges, aux matériaux sélectionnés, à la conception du protège-dents, ainsi qu'à la durée d'utilisation. Les preuves actuelles montrent également que les protège-dents peuvent perdre en efficacité au fil du temps, en raison de leur port et d'un entretien régulier inexistant.

Les blessures, les fractures des os du visage, et les concussions crâniennes doivent faire l'objet d'une attention spéciale, dans la mesure où les coups liés à la pratique sportive peuvent être très violents. Les duels aériens, avec projection du corps et contact subséquent entre la tête et/ou le coude, modifient complètement l'impact sur la structure osseuse du visage. Des protections faciales, ou des casques personnalisés, à base de matériaux amortissants scientifiquement validés, peuvent être utilisés avec succès et peuvent être indiqués post-fracture pour limiter le temps de convalescence du sportif. Il est préférable de favoriser des

protège-dents personnalisés et des protections faciales fabriquées sous la supervision d'un chirurgien-dentiste au lieu des protections en tailles standardisées librement disponibles dans le commerce.
Il est aussi nécessaire de mieux sensibiliser aux éventuels effets « dopants » indirects des prescriptions dentaires (opioïdes), dans la mesure où certains médicaments largement utilisés en odontologie peuvent se dégrader en substances interdites. Par exemple, les médicaments à base de codéine ne sont pas interdits par l'Agence mondiale antidopage (AMA). Cependant, une fois ingérés, ces médicaments se transforment en morphine, qui est interdite. Le corps contient également des substances qui, lorsqu'elles se décompensent en raison de la dégradation fonctionnelle, peuvent favoriser des réactions et affecter indirectement la santé bucco-dentaire du sportif.
Certains problèmes dentaires, tels que les lésions cervicales non carieuses ou les caries, peuvent aussi résulter d'un surentraînement, d'une alimentation déséquilibrée, d'une activité parafonctionnelle défavorable, ou d'un manque de connaissances en matière d'hygiène bucco-dentaire. Les nageurs sont particulièrement exposés au risque d'érosion dentaire à cause du pH potentiellement acide de l'eau des piscines.
Il est également nécessaire de tenir compte des boissons sportives et des produits similaires consommés sous forme de liquides ou de suppléments alimentaires, qui peuvent être à l'origine de complications dans la sphère bucco-dentaire, notamment pour les tissus durs et les matériaux de la dent, en raison de leur teneur élevée en sucres libres et en ingrédients acides. Il est à rappeler que les boissons sportives et énergisantes sans sucre restent souvent très acides et peuvent donc être une cause d'érosion dentaire. Tous les aspects de la santé bucco-dentaire et de la santé

générale d'un sportif peuvent affecter sa performance et doivent être pris en compte.

Périmètre :
Cette déclaration de principe fournit des informations sur la situation globale de l'odontologie sportive et sur le rôle des chirurgiens-dentistes dans la santé des sportifs.

Définitions :
L'odontologie sportive est la branche de la médecine sportive spécialisée dans la prévention et le traitement des blessures dentaires et des maladies bucco-dentaires liées au sport et à l'exercice physique.

Principes :
Cette déclaration de principe contribue aux objectifs de la FDI d'améliorer la santé bucco-dentaire des sportifs, ainsi que leur santé générale et psychologique, en améliorant la performance et la sécurité de la pratique sportive. De plus, la présence de chirurgiens-dentistes au sein des équipes sportives de haut niveau est une mesure importante pour préserver l'état de santé général des sportifs, par le biais de mesures bucco-dentaires préventives et curatives.

Déclaration :
La FDI recommande :

- *de rappeler l'importance des protège-dents personnalisés, de l'utilisation de matériaux amortissants, et du temps de port ;*
- *de promouvoir les mesures préventives pour garder des tissus bucco-dentaires sains ;*
- *de préconiser l'utilisation de masques et de protections faciales personnalisés, réalisés par des chirurgiens-dentistes ou sous la supervision d'un professionnel dentaire ;*

- *d'actualiser les connaissances de l'équipe dentaire sur le métabolisme des substances prescrites et sur leurs conflits potentiels avec les réglementations de l'AMA ;*
- *de rappeler l'importance de la santé bucco-dentaire pour la performance d'un sportif, ainsi que de la manifestation des lésions bucco-dentaires liées aux réactions systémiques du fait de la pratique sportive ;*
- *de rappeler l'importance de la relation entre la santé bucco-dentaire d'un sportif et sa santé générale ;*
- *de promouvoir les avantages d'une alimentation équilibrée pour une bonne santé bucco-dentaire.*

Avertissement :

Les informations contenues dans cette déclaration de principe se fondent sur les meilleures preuves scientifiques actuellement disponibles. Elles peuvent être interprétées pour tenir compte des sensibilités culturelles et des contraintes socio-économiques prévalentes.

Références bibliographiques

Academy of Sports Dentistry, « *Position Statements. Definition of Sports Dentistry* », http://www.academyforsportsdentistry.org/index.php?option=com_content&view=article&id=5.

Buczkowska-Radlińsk J., Łagocka R., Kaczmarek W., et al., « Prevalence of dental erosion in adolescent competitive swimmers exposed to gas-chlorinated swimming pool water », in *Clin. Oral Investig.*, 2013 March ; 17(2) : 579-83.

Coto N. P., Dias R. B., Antoniazzi T. F., Costa R. A., Carvalho E. P. C., « Mechanical Behaviour of Ethylene Vinyl Acetate Copolymer (EVA) Used for Fabrication of

Mouthguards and Interocclusal Splints », in *Brazilian Dental Journal*, 2007; 18: 324-328.
Coto N. P., Driemeier L., Roveri G. O., Meira J. B. C., Dias R. B., Noritomi P. Y., « Numerical study of the face bone behaviour when impacted by rigid ball », in *J. Biomech.*, 2012 July ; 45 : 1121-1121.
Coto N. P., Meira J. B. C., Dias R. B., Driemeier L., Roveri G. O., Noritomi P. Y., « Assessment of nose protector for sport activities : finite element analysis », in *Dent. Traumatol.*, 2012 April ; 28(2) :108-13.
Dias R. B., Coto N. P., *Sports Dentistry : A multi professional approach*, Medbook Editors, 2014.
Duchan E., Patel N. D., Feucht C., « Energy drinks : a review of use and safety for athletes », in *Phys Sports Med.*, 2010 June ; 38(2) :171-9.
Noble W. H., Donovan T. E., Geissberger M., « Sports drinks and dental erosion », in *J. Calif. Dent. Assoc.*, 2011 April ; 39(4) :233-8.
Otomo-Corgel J., Pucher J. J., Rethman M. P., Reynolds M. A., « State of the science: chronic periodontitis and systemic health », in *J. Evid. Based Dent. Pract.*, 2012 September ;12(3Suppl.) :20-8.
Soares P. V., Tolentino A. B., Machado A. C., Dias R. B., Coto N. P., « Sports dentistry: a perspective for the future », in *J. of Phys. Education and Sports*, 2014; 28: 351-358.
Souza L. A., Elmadjian T. R., Dias R. B., Coto N. P., « Prevalence of malocclusions in the 13-20 years old categories of football athletes », in *Braz. Oral Res.*, 2011 ; 25 : 19-22.
Torkzaban P., Hjiabadi T., Basiri Z., Poorolajal J., « Effect of rheumatoidarthritis on periodontitis: a historical cohort study », in *J. Periodontal Implant Sci.*, 2012 June ; 42(3) : 67-72.

Yee D. A., Atayee R. S., Best B. M., Ma J. D., « Observations on the urine metabolic profile of codeine in pain patients », in *J. Anal Toxicol.*, 2014 March ; 38(2) : 86-9.
Yoshinobu M., Toshikazu Y., Yuto T., Takanori A., Keiichi I., Toshiaki U., Masaru M., Naritoshi M., « Is Mouthguard Effective for Preventing Traumatic Injuries during Sports Events? », in *Int. J. of Sports Dent.*, 2013; 6 : 7- 12.

Brève histoire de l'odonto-stomatologie du sport

La médecine du sport voit le jour dans les années 1920. L'arrêté du 15 décembre 1949 institue le CES de Médecine du Sport[2]. Le 29 octobre 1975, la loi relative au développement de l'éducation physique et du sport impose un certificat médical d'aptitude, des contrôles médicaux adaptés aux exercices physiques et sportifs pratiqués et aussi une qualification des médecins en charge de ces certificats d'aptitude (CES, puis Capacité de Biologie et Médecine du Sport ou agrément d'une fédération sportive habilitée).

Le décret du 27 mai 1977 en précise les modalités d'application (J. O. du 10 février 1979, p. 901) : *« La médecine du sport regroupe tout un ensemble de disciplines médicales, préventives et thérapeutiques, qui s'exercent sur les populations sportives différentes, à des niveaux de pratiques différents. »*

Le 17 juin 1977, l'odontologie est invitée à la table de la Commission nationale de médecine du sport, réunie à l'Académie de médecine, sur invitation du ministère de la Jeunesse, des Sports et Loisirs (Lamendin, 2009).

Le 12 juillet 1978, une convention est établie entre l'Université René Descartes (Paris V) et le ministère de la Jeunesse, des Sports et Loisirs. Un groupe d'experts se trouvent réunis pour organiser un Département médical de l'Institut national du Sport et de l'Éducation physique. L'odontologie du sport est là encore dignement représentée. Par arrêté du 22 juillet 1980, cet ensemble prend la dénomination de Comité d'Experts scientifiques, médicaux et techniques de la Médecine du Sport.

---

[2] Nous nous arrêterons à ce qui s'est mis en place sur le seul territoire français.

Le 4 juillet 1978 (J. O. du 1er septembre 1979), la Société française d'Odonto-stomatologie du Sport (SFOSS) voit le jour. Son premier président a été un de mes maîtres, le Dr Henri Lamendin. Ses objectifs : *« Soutenir et entreprendre toute recherche concernant les effets de l'état bucco-dentaire sur la pratique sportive et de la pratique sportive sur l'état bucco-dentaire... ainsi que les performances. »* *« Développer, dans le cadre de la Médecine du Sport, la surveillance bucco-dentaire et promouvoir protection et prévention, en la matière. »*
Une journée scientifique mélangeant les membres de la Société française d'Odonto-stomatologie du Sport et ceux de la Société française de Médecine du Sport se déroule le 17 mars 1979, pour la première fois (Lamendin, 2009).
La circulaire aux Directeurs techniques nationaux du 16 novembre 1978 stipule que tous les athlètes sous contrat de préparation olympique doivent se soumettre à un examen bucco-dentaire. Le 10 janvier 1979, cet examen devient systématique et obligatoire.
Au 1er janvier 1984, un enseignement en odonto-stomatologie du sport est délivré dans des facultés de médecine, dans des facultés de chirurgie dentaire et aussi dans des « facultés de sport » (STAPS).
La SFOSS est représentée par son président à la première Commission nationale de Lutte contre le Dopage, au ministère de la Jeunesse et des Sports (arrêté ministériel du 22 juin 1990), au Comité national olympique et sportif, au ministère de l'Intérieur, mais aussi auprès de la Caisse nationale d'Assurance Maladie des Travailleurs salariés.
Ce n'est que 10 ans après la création de la SFOSS que la Fédération dentaire internationale met en place un groupe de travail sur les activités sportives. Son premier rapport *Prévention dentaire et protection durant les activités sportives* date du 24 octobre 1987 (Lamendin, 2009).

En 1995 est créée la commission Activités physiques et sportives au sein de l'Académie nationale de chirurgie dentaire. Henri Lamendin en est le président. Cette commission assurera la promotion de l'odontologie du sport auprès du Conseil national de l'Ordre des Chirurgiens-Dentistes (1997), auprès de la Société française de la médecine du sport (1998) et du syndicat national des médecins du sport (1998).

En 1968, aux Jeux olympiques de Mexico, Forrest remarque que l'état bucco-dentaire des sportifs qui y participent est très mauvais. Il a dû intervenir auprès de deux athlètes britanniques pour deux caries volumineuses. Sur place, après examen de 400 sportifs de 30 pays différents, il fait le même constat. Il se souvient notamment d'une athlète détentrice d'un record du monde qui a été obligée d'abandonner sa course à mi-parcours, atteinte alors d'un accident d'évolution de dent de sagesse.

En 2000, le groupe de travail « soins dentaires » de la commission médicale du Comité international olympique recommande aux comités olympiques nationaux : pratiquer un dépistage pour tous les athlètes susceptibles de participer aux J. O. ; effectuer les soins dentaires nécessaires avant les J. O. ; déclarer les soins non faits pour un athlète et faire une demande de traitement dentaire auprès du Comité d'organisation des J. O. ; imposer un examen dentaire annuel pour tous les athlètes nationaux de haut niveau ; mettre en place un réseau de dentistes capables de les accueillir et de les soigner ; activer la prévention bucco-dentaire indispensable au maintien des performances des athlètes ; faire en sorte que la capacité d'intervention des dentistes soit optimale en efficacité et en rapidité ; fournir des protège-dents de qualité aux sportifs (Lamendin, 2009).

En 2005, les missions du service dentaire des Jeux olympiques obéissent aux recommandations définies par le Comité international olympique. *« Les soins dentaires seront disponibles sur une base d'urgence, uniquement. Ils comprennent le traitement des dents cassées ou blessées, les obturations ; le rescellement des couronnes et la chirurgie orale de base. »*

Aux Jeux olympiques de Londres en 2012, 31 % des sportifs disposaient de protections intrabuccales (42,2 % de « boil and bite » et 58 % de sur mesure). Chez 55 % d'entre eux, ont été constatées des caries dentaires, dont 41 % d'atteintes dentinaires simplement. 30 % avaient des antécédents de traumatismes. 75 % présentaient des gingivites et 15 % des parodontites. 45 % présentaient des érosions. Les soins bucco-dentaires ont eu des répercussions chez 28 % quant à la qualité de vie et chez 18 % d'entre eux, ils ont eu un impact véritable sur leurs performances (Needleman et al., 2013).

Références bibliographiques

Lamendin Henri, *Historique de l'Odonto-stomatologie du sport en France*, L'Harmattan (éd.), Coll. Médecine à travers les siècles, Paris, 2009, 192 p.

Needleman I., Ashley P., Petrie A., et al., « Oral health and impact on performance of athletes participating in the London 2012 Olympic Games : a cross-sectional study », in *Br. J. Sports Med.*, 2013 Nov. ; 47(16) : 1054-8.

Jeux olympiques et soins dentaires

« Une pauvre santé dentaire peut sérieusement affecter votre entraînement et votre performance comme athlète. Le Programme dentaire des Jeux olympiques de Rio a été élaboré de façon à procurer de l'information et des soins aux athlètes et aux officiels.
Une clinique dentaire moderne, comprenant huit salles opératoires, se trouve à l'intérieur de la Polyclinique du Village Olympique.
Heures d'ouverture
7 h à 23 h durant les Jeux. Horaire raccourci avant les Jeux. Urgences après les heures normales d'ouverture. Un dentiste est de garde, sur appel, 24 heures sur 24, 7 jours sur 7.
Services prodigués
Soins d'urgence – pour tous les membres de la Famille olympique ;
Obturations et autres traitements – pour les athlètes seulement ;
Soins spécialisés – Endodontie (traitement de canal) et Chirurgie (extraction).
Programme de protecteur buccal
Tout athlète, participant à un sport de contact, est invité à se présenter à la Clinique dentaire afin d'obtenir un protecteur buccal fait sur mesure. Ce sont les meilleurs protecteurs buccaux existants. Ils vous procureront une excellente protection sans entrave à l'élocution ou à la respiration. Il faut compter deux jours pour leur confection.
Examen dentaire
Le personnel dentaire se fera un plaisir de vous faire gracieusement un examen buccal ainsi que des radiographies. Ils feront un rapide examen de vos dents et de votre

bouche et il vous donnera une copie du bilan que vous pourrez rapporter avec vous. Il lui sera même possible de planifier certains traitements pour vous, si vous en avez le temps. Et, chaque athlète qui se présentera pour un examen dentaire recevra un présent du CIO.
Sondage dentaire
Il vous sera possible d'accéder à un sondage dentaire dans la section « OFFRES » du site web des Athlètes. Vous n'avez qu'à compléter le court sondage (10 questions) et il vous sera alors possible de venir chercher un présent de la clinique dentaire.
Couverture dentaire sur les sites de compétition
Sachez que pour tous les athlètes compétitionnant au basketball, à la boxe, au handball, au hockey sur gazon, au rugby ainsi qu'au water-polo, il y aura un dentiste de garde en tout temps durant votre compétition. Il sera capable de vous venir en aide pour toute blessure ou problème dentaire directement sur le site. »

En 2004, à Athènes, cette clinique gratuite était dirigée par le Dr René Fasel, dentiste suisse. Son équipe était composée de 28 dentistes qui ont travaillé sur 5 fauteuils.
« C'est incroyable, confie le Suisse. Ces athlètes sont dans une forme parfaite, mais leurs dents ne sont jamais cent pour cent. Pourtant, les problèmes dentaires peuvent avoir de terribles effets sur leurs résultats. Un abcès par exemple peut affaiblir le corps et réduire la performance. »
« Chaque ville hôte des JO se doit réglementairement de proposer le programme dentaire olympique aux participants. Il existe - même s'il a varié dans la forme - depuis les JO de 1932 à Los Angeles.
Au fil des décennies, le programme a été généralisé aux jeux d'hiver et d'été. Et durant les Jeux de Sydney en 2000, quelque 1200 sportifs ont eu recours aux dentistes olympiques.

Les actes dentaires pratiqués sur les athlètes sont de différents ordres – amalgame, hygiène, extraction. Pas moins de 88 participants par exemple avaient dû se faire arracher une dent à Atlanta, en 1996. »
« L'équipe de biathlon américaine en 1994 est édifiante. Lorsque ses 31 membres ont été examinés, 11 n'avaient pas vu un dentiste depuis plus de deux ans, 12 nécessitaient une extraction, et au moins 7 avaient un abcès. »
Aux Jeux olympiques de Londres, en 2012, 300 athlètes issus de 25 disciplines sportives ont été examinés. 55,1 % ont des caries, 44,6 % ont des signes d'érosion dentaire modérée à sévère. 76 % des athlètes souffrent de gingivite ou d'inflammation gingivale. 40 % d'entre eux admettent être gêné par leur santé bucco-dentaire, 28 % signalent que cela a un impact négatif sur leur vie et 18 % reconnaissent que cela influence négativement leur entraînement et/ou leur performance sportive. Cette étude est parue dans le *British Journal of Sports Medicine* le 30 septembre 2013.

Références bibliographiques :
Greber Jacob, « Au J.O., pour veiller sur les dents des athlètes », in *www.swissinfo.ch*, 2004.
www.huffingtonpost.fr, *« Les athlètes olympiques ont de mauvaises dents »*, 2013.
www.olympic.org, *« Programme de soins dentaires des Jeux olympiques de Rio »*, 2021.

Traumatologie du sport

La Fédération dentaire internationale a établi un classement des sports à risque sur le plan dentaire. La pratique d'un sport est à l'origine de 8 % de traumatismes dentaires. Seulement 31,5 % des athlètes savent gérer ce type de problème. Ces taux varient en fonction du type de sport, du niveau de compétition, du groupe d'athlètes sélectionné, de l'âge de l'athlète, de la taille de l'échantillon et l'emplacement géographique (handball féminin en Norvège, surf en Australie, hockey sur glace en Suède et en Finlande) (FDI, 1990 ; Goupy, 2018).

Tableau 1 - Activités sportives à haut et moyen risques de traumatisme dentaire selon la fédération dentaire internationale (1).	
Haut risque	Football américain Hockey Hockey sur glace Sports martiaux Rugby Roller Skate-board Vélo de montagne
Moyen risque	Basket Football Handball Plongée Squash Gymnastique Parachutisme Water-polo

(FDI, 1990 ; Goupy, 2018).

De son côté, l'INSEP (Institut national de l'expertise et de la performance) a fait une étude sur de nombreux sports. De nombreux traumatismes dentaires ont été constatés chez les basketteurs, les lutteurs, les judokas, les gymnastes, les boxeurs et les sprinteurs, malgré le port obligatoire des protège-dents (Goupy, 2018).

Tableau 2 - Antécédents de traumatismes dépistés lors des bilans fédéraux sur l'année 2015 à l'Insep.

	Sportifs	Trauma	%
Athlétisme	30	7	23,3
Aviron	3	1	
Badminton	21	1	4,76
Basket	75	23	30,6
Boxe anglaise	17	7	41,17
Cyclisme	1	0	
Escrime	4	0	
Foot féminin	25	3	12
Gymnastique	17	4	23,5
Canoë-kayak	8	1	
Haltérophilie	2	1	
Handball	24	4	16,6
Hockey sur gazon	18	4	22,2
Judo	64	24	37,5
Karting	5	0	
Lutte	11	7	63,63
Natation	23	0	
Plongeon	8	3	37,5
Parachutisme	1	0	
Pentathlon	1	1	
Roller	1	0	
Sport adapté	7	3	
Sport auto	7	0	
Patinage	6	1	
Taekwondo	20	6	30
Tennis	11	2	18,18
Tennis de table	3	0	
Tir	12	0	
Tir à l'arc	4	0	
Triathlon	1	0	
Water-polo	3	0	

(Goupy, 2018).

Références bibliographiques

Federation Dentaire International, Guidelines for dental protection during sporting activities ; drugs and sport, F. D. I. Technical Report N° 38 & 39, F. D. I. World Dental Press, Londres, 1990.

Goupy Lucile, « Traumatologie dentaire du sportif », in *www.lamedecinedusport.com*, 2018.

Brève histoire de la brosse à dents

Les fouilles archéologiques ont révélé des tiges en bois de lentisque à l'extrémité effilochée en fibres souples trouvées dans les tombes égyptiennes datant de 3000 ans av. J.-C. Les Romains utilisent des cure-dents et des brosses à dents. Les femmes se font blanchir les dents avec une mixture fabriquée à base d'urine humaine (grâce aux sels ammoniacaux), coutume qui vient d'Espagne, selon Diodore de Sicile.

Au Moyen Âge, l'usage de la brosse à dents disparaît et les gens se contentent de se rincer la bouche avec de l'eau ou une soupe de vin, ou se frottent les dents avec un linge. Saint Louis se lave la bouche avant chaque fête religieuse, soit 6 fois par an. La première brosse à dents avec manche et poils en soie naturelle serait apparue en 1498, selon une encyclopédie chinoise de 1609 où elle est figurée par une gravure sur bois. Elle est fabriquée avec des poils de sanglier piqués sur un manche en bois ou en ivoire. Elle est introduite à la Cour de France sous Louis XV, par l'ambassadeur d'Espagne en 1750. Elle est dénigrée par le corps médical qui lui préfère des onguents (Bogopolsky, 1995).

Au Siècle des lumières, un papetier-relieur anglais, William Addis (1734-1805) conçoit une brosse à dents pour son usage personnel. Addis se consacre alors à la fabrication artisanale de brosses à dents et devient fournisseur de Sa Majesté britannique le roi George IV. Il en est le premier producteur en série en 1780. Mais, c'est Bonaparte, Premier Consul, qui, très soigneux de sa personne, se brosse très régulièrement les dents et se gratte le dos de la langue avec un grattoir à langue, objets qui figurent dans tous ses nécessaires de campagne à partir de 1800. Le 14 décembre 1818 est déposé le premier brevet d'invention d'une brosse à dents, dite française, délivré au tabletier Naudin, le 26 janvier 1819.

En France, l'entreprise La Brosse et Dupont, créée en 1846 et installée à Beauvais, devient la plus importante fabrique du pays en 1892. Le poil des brosses est fait de soies de blaireau, de chèvre, de sanglier ou de porc. Au XIXe siècle, jusqu'à la première moitié du XXe siècle, la forme de la brosse à dents varie en fonction de la mode : manche en argent, en ivoire, en os (Bogopolsky, 1995).
À l'étranger, le premier brevet pour une brosse à dents est déposé par H. N. Wadsworth, en 1850, aux USA. Mais, la production en série y commence seulement en 1885. Elle est alors fabriquée en os et les poils de la brosse sont des soies de porc de Sibérie. L'inconvénient majeur de la soie de porc est que la brosse sèche mal, que les bactéries y pullulent et qu'elle se dégarnisse rapidement.
Jusqu'à la fin de la Seconde Guerre mondiale, le brossage des dents quotidien est peu répandu. Cette mesure d'hygiène prend son essor parce qu'elle est rendue obligatoire pour les militaires. C'est la société Dupont de Nemours qui introduit pour la première fois la fibre de nylon, en 1938, et la première brosse à dents en nylon est mise sur le marché le 24 février de cette même année. La fibre synthétique empêche la prolifération des bactéries, mais la dureté des poils rend son usage douloureux.
La première brosse à dents électrique, la Broxodent, est présentée par Squibb Pharmaceutical au centenaire de l'Association dentaire américaine, en 1959. Sa mise sur le marché n'a effectivement commencé qu'en 1960. La dernière brosserie française en activité est rachetée en 2005. Les marques fabriquées sur le sol chinois prolifèrent. En 2000, le marché de l'hygiène dentaire stagne en France. Pendant ce temps, toutes les marques innovent. En 2015, la première brosse à dents électrique avec connexion sans fil par Bluetooth est présentée lors d'un salon à Las Vegas où elle remporte le prix de l'innovation (Bogopolsky, 1995).

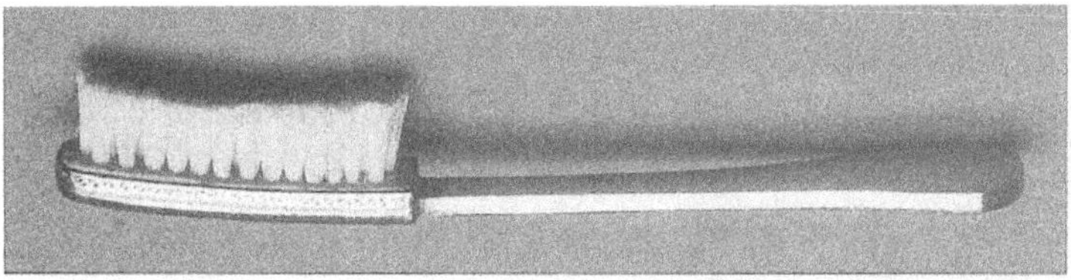

Brosse à dents du général Bonaparte (Agence photographique Réunion des Musées Nationaux, photo Bricart Nicolas-Pierre, 2007, © RMN). Cette brosse à dents est exposée au château de Malmaison (92). Le manche est vermeil, les poils en sanglier et la tête vissée interchangeable. Il porte, sculpté, le « N » impérial.

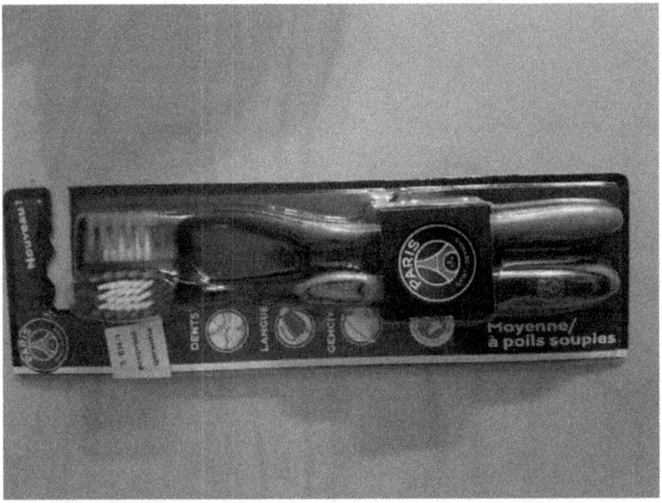

Brosse à dents officielle du Paris Saint-Germain F. C. (© Xavier Riaud, 2019).

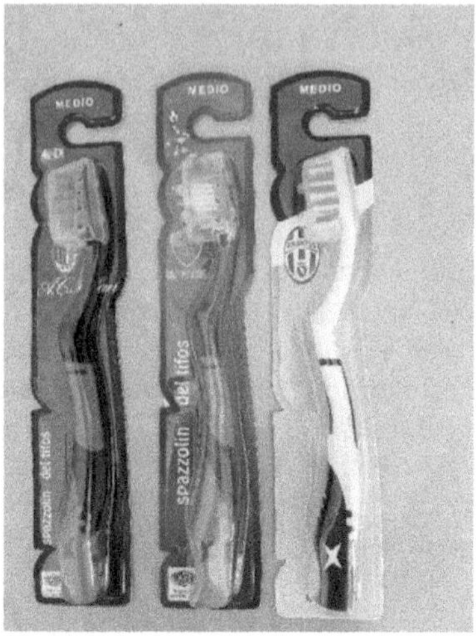

Brosses à dents officielles, de gauche à droite, de l'A. C. Milan, de l'A. S. Roma, de la Juventus de Turin.
(© Xavier Riaud, 2018).

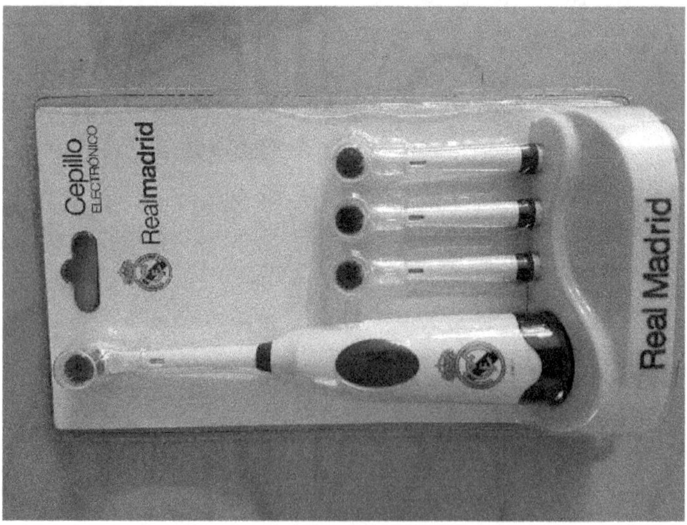

Brosse à dents rotative officielle du Real Madrid
(© Xavier Riaud, 2019).

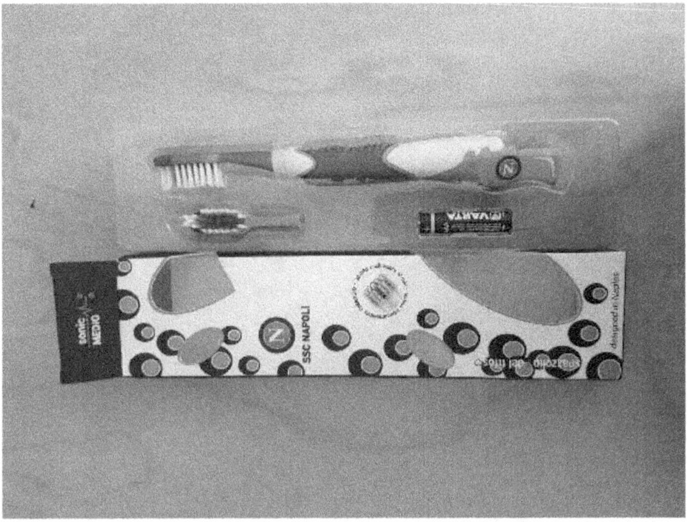

Brosse à dents rotative officielle du SSC Napoli
(© Xavier Riaud, 2019).

Références bibliographiques

Agence photographique Réunion des Musées nationaux, photo Bricart Nicolas-Pierre, 2007.

Bogopolsky Sacha, La brosse à dents ou l'histoire de la « mal aimée », CdP (éd.), Paris, 1995.

Riaud Xavier, « Histoire de la brosse à dents », in *Solutions cabinet dentaire*, n°14, mars 2019, p. 100.

Riaud Xavier, collection privée, Nantes, 2018, 2019.

Brève histoire du dentifrice

Les Égyptiennes prennent soin de leurs dents. Le papyrus Ebers (1600-1500 av. J.-C.) donne une recette de dentifrice utilisée 4000 ans avant, à base de miel, de poudre de fruit de palmier et de terre de plomb verte. Une recette appelée *Sonabou* fait aussi office de dentifrice durant cette période. En Grèce, Hippocrate (v. 460-370 av. J.-C.) est le premier à préconiser l'usage d'un dentifrice, surtout pour les femmes avec une mauvaise haleine et les personnes avec des problèmes gingivaux. Composé de poudre de corne calcinée de cerf, de corps de souris, de miel, de vin blanc pur, de mastic et de sel ammoniacal, il est appliqué avec le doigt. Galien (131-201 apr. J.-C.) invente de nombreuses poudres et dentifrices à base de racine de plantes, de corne de cerf brûlée, et de cendre d'écailles d'huîtres. À Rome, le mot dentifrice issu du latin *dentifricum* trouve son origine. Celsus (15 av. J.-C.-50 apr. J.-C.) propose un mélange composé de feuilles de roses hachées, d'un quart de noix de galle et d'un quart de myrrhe, afin de lutter contre le déchaussement des dents. Scribonius Largus (1-50 apr. J.-C.) conseille l'emploi de poudres à base de corne de cerf, de tête de souris et de lièvre ajoutées à de la pierre ponce et à de la myrrhe. Pline l'Ancien (23-79 apr. J.-C.) évoque des poudres dentifrices à base de charbon, de poudre d'os calciné, de coquillages et de pierre ponce (Bogopolsky, 2000).

Au Moyen Âge, dans le monde arabe, Mahomet (vers 570-632) recommande l'utilisation du *Fouhk*, de l'écorce de noyer contenant de la chaux, du tanin, du fer et du siwak pour se frotter les dents. Rhazes (865-925 apr. J.-C.) suggère l'utilisation d'une préparation à base de thé, d'une infusion de graine de gommier ou d'un mélange de poudre de noix de galle, et de poivre. Avicenne (980-1037) recommande de se frotter les dents avec une poudre composée d'écume de mer,

de sel, de gypse et de coquilles d'escargots brûlées afin d'en retirer le tartre.
En Amérique, à l'époque précolombienne, les Aztèques usent d'un mélange de charbon et de sel.
En Europe, Hildegarde de Bingen (1098-1179) donne une recette de poudre avec des substances très odorantes (galanga, fenouil, noix de muscade) à ingérer. Guy de Chauliac (1298-1368) recommande l'usage d'eau ardente pour se laver les dents. Sa poudre dentifrice se compose d'os de seiche, de porcelaine, de coquillages de mer, de pierre ponce, de nitre, de sel de gemme, d'alun, de corne brûlée, de racine d'iris, de canne brûlée et de soufre brûlé. Ambroise Paré (1510-1590) suggère de se frotter les dents à l'aide de dentifrices composés de racines de guimauve bouillies dans du vin blanc et d'alun de roche. Il conseille l'utilisation de poudre d'os de seiche, de pierre ponce, de porcelaine, d'alun cuit, de corne de cerf et de cannelle. Jean Gœurot conseille la poudre de corne de cerf afin de blanchir les dents (Bogopolsky, 2000).
À la Cour de France, au XVIIe siècle, la lutte contre la mauvaise haleine est de rigueur. Les dentifrices sont plus composés de plantes aromatiques que de substances abrasives, comme la cannelle, le clou de girofle, le fenouil, la menthe ou l'anis. Le tabac et l'urine sont aussi recommandés. Moyse Charas (1619-1698) préconise de nombreuses recettes afin de préserver la blancheur des dents et de conserver une haleine fraîche. *« Poudre pour nettoyer et blanchir les dents : « Prenez 1° de la racine d'iris de Florence de la pierre ponde et de la corne de cerf brûlée, du corail rouge préparé, de l'os intérieur de seiche et de la cresme de tartre, le tout en poudre très subtile, de chacun une once ; 2° du musc d'Orient et de la civette, de chacun douze grains ; 3° des huiles distillées de bois de rose, de chacun deux gouttes ; composez une poudre de toutes ces choses mêlées ensemble, que vous garderez pour l'usage ou si vous voulez, incorporez toutes ces poudres avec égale partie de syrop de meures et de kermès, leur donnant*

une consistance d'opiate. » » « Poudre moins composée pour la netteté et la blancheur des dents : « Prenez du sang de dragon en larmes, et de l'alun commun pris en poudre très fine, deux onces, avec quatre grains de musc d'Orient, et en faites une poudre selon les règles de la Pharmacie que vous garderez pour l'usage ou bien un opiate. » »

Au début du XVIIIe siècle, des auteurs, comme Fauchard, Lécluse, ou Bourdet, dénoncent une négligence concernant l'hygiène dentaire. L'esthétique et l'olfactif prennent le pas sur la santé. L'hygiène dentaire connaît un réel essor. Les produits dentaires se perfectionnent. Bunon invente des dentifrices comme l'élixir antiscorbutique qui renforce les dents, dissipe le gonflement des gencives, prévient les affections scorbutiques et soulage les douleurs dentaires. Fauchard dénonce l'usage des corrosifs (suc d'oseille, jus de citron, esprit d'alun, de vitriol) et les abrasifs (porcelaine, pierre ponce et brique). Il conseille l'emploi de racines de guimauve, de mauve ou de luzerne préparées afin de blanchir les dents (Bogopolsky, 2000). Il décrit des recettes d'opiats avec du corail rouge, de la nacre de perle, des yeux d'écrevisses, de l'alun, du miel de rosat, le tout parfumé d'essences. Ce siècle voit le commerce des dentifrices se développer. Vers 1755, Botot met au point une eau balsamique et spiritueuse, brevetée par la Faculté de médecine. Cette recette est obtenue par la macération de plantes et d'épices comme la badiane, le clou de girofle, la cannelle, l'essence de menthe avec de l'alcool à 80°. Elle blanchit, conserve les dents et renforce les gencives. Les opiats sont alors banalisés. Au XIXe siècle, Napoléon démocratise l'hygiène dentaire qui connaît, grâce à lui, un intérêt fulgurant. *« ... Il curait soigneusement ses dents avec un cure-dents en buis, puis les brossait longuement avec une brosse trempée dans de l'opiat, revenait avec du corail fin, et se rinçait la bouche avec un mélange d'eau-de-vie, et*

d'eau fraîche. Il se raclait enfin la langue avec un racloir d'argent, de vermeil ou d'écaille. »
En 1814, Cadet de Gassicourt indique qu'un dentifrice doit être composé de substances de dureté moyenne et d'acidité faible. Maury considère les substances acides des dentifrices comme nuisibles et l'alun trop fort pour être utilisé sans substance absorbante. Il donne les produits qu'il préfère utiliser (1828) : le charbon de bois tendre, la croûte de pain brûlée ou la suie (bons abrasifs, mais avec problème esthétique aux collets), le sel marin (sans défaut), le quinquina ou le tabac râpé, l'iris. Londe conseille un brossage doux des gencives avec des abrasifs pulvérisés finement, suivi d'une bonne lévigation. Ceci permet d'utiliser de la pierre ponce pilée, la poudre de corail ou de l'os de seiche sans problème (Bogopolsky, 2000).
En 1867, Bouchut donne la définition suivante des dentifrices : *« Les dentifrices sont des substances destinées à conserver ou à guérir les dents. Ce sont en général des poudres, des teintures et des opiats. »* Ils sont acides, alcalins ou neutres. Bouchut précise des recettes avec les mêmes constituants : des terres absorbantes comme le carbonate de chaux ou le corail porphyrisé, afin d'absorber les odeurs fétides de la bouche, des sels acides, comme l'alun et la crème de tartre, des colorants, comme la cochenille, afin d'accentuer la blancheur des dents, des aromates, comme la cannelle, la rose ou le clou de girofle. En 1873, Littré donne ses recettes : pour les soins de la bouche, un dentifrice en poudre, inerte, composé de charbon ou de carbonate de chaux et de quinquina ; afin de lutter contre une salive acide ou alcaline, il doit avoir en plus de la magnésie ou du bicarbonate de soude.
En 1893, Jean-Baptiste Barreau et Annette Barreau vendent le dentifrice américain du chimiste John Walton. Leur fils André apparaît sur les emballages. Email Diamant est né. En 1897, Roy explique que les dentifrices doivent être

astringents. Il faut qu'ils exercent une action tonique sur les gencives. Il introduit le chlorate de potasse, le borate de soude, le tanin, la poudre de quinquina.
En 1841, J. G. Rand propose un tube métallique souple en étain pur ou en plomb (breveté). En 1896, la société Colgate-Palmolive réalise les 1ers tubes de dentifrice enroulables.
En 1884, W. D. Miller décrit la carie dentaire et, en 1890, les micro-organismes de la cavité buccale (Zimmer, sans date).
En 1905, la mécanisation des usines favorise l'apparition des savons dentifrices industriels. De nombreuses formules de dentifrices existent. On trouve dedans des carbonates de chaux précipités, des phosphates dicalciques ou tricalciques, des silices, des alumines. La couleur est obtenue par le carmin et la cochenille, et le parfum par l'essence de menthe. Les premières pâtes dentifrices médicinales visent l'élimination des bactéries. En 1906, le Dr W. D. Miller, le même qui a démontré les principes de développement des caries ou qui a mis en évidence, en 1890, les micro-organismes présents dans la bouche, démontre l'aspect abrasif de la plupart des dentifrices. Roy reprend ses recherches et dénonce l'utilisation des abrasifs comme la pierre ponce, la poudre de corail et le charbon. Il ne retient que des produits finement pulvérisés et solubles dans l'eau. Selon Roy, les dentifrices doivent être alcalins, antiseptiques et astringents. Ainsi, ils rayent moins les structures dentaires, neutralisent les fermentations acides et ont une action tonique des gencives (Bogopolsky, 2000).
Dans les années 1930, l'abrasion des dentifrices est pointée du doigt. Des méthodes pour mesurer l'abrasivité des dentifrices se développent. En 1941, le Dr Richard Manly démontre la nocivité d'un dentifrice trop abrasif sur les dents. Il ajoute aussi que la technique de brossage joue un rôle important dans l'abrasion des dents. Il met en avant qu'un brossage vertical est moins agressif pour l'organe dentaire et le préserve plus de l'abrasion qu'un brossage horizontal. En

1970, l'American Dental Association émet un rapport sur l'abrasivité des dentifrices, ce qui aboutit à une standardisation des dentifrices.
En 1931, Carl Albert Naeslund (1892-1946), un médecin suédois travaillant chez Upsal, entreprend des études expérimentales sur les savons dentifrices. Il dénonce leur nocivité, mais ses conclusions passent inaperçues. En 1933, Étienne Camille André, pharmacien de l'Université de Paris, apporte la preuve expérimentale de leur nocivité chimique. Ils sont corrosifs, donc agressifs pour les gencives, et favorisent les dépôts de tartre.
À partir de 1938, l'absorption du fluorure de sodium par la dentine est comprise par Markus et al. La captation du fluor par le calcium de l'émail, augmentant la résistance de la structure dentaire aux agressions bactériennes, est comprise, mais il n'est pas encore question de mettre du fluor dans les dentifrices (Bogopolsky, 2000).
En 1947, Frédéric Piguet, de Genève, ajoute la méthode des applications locales de vernis fluorés aux techniques de prévention pour lutter contre les caries. Le premier rapport sur un dentifrice au fluorure efficace sur le plan clinique est rédigé en 1954, par J.-C. Muhler et al. Ce produit combine un fluorure stanneux associé à un système abrasif à base de pyrophosphate de calcium. Ce dentifrice connaît une renommée mondiale quant à sa valeur préventive. Il sert de base pour les formulations suivantes. Signal, le dentifrice bicolore, est lancé, quant à lui, en 1957.
C'est à partir des années 1980 qu'apparaissent les dentifrices thérapeutiques qui visent la réduction des dépôts de tartre. Un adjuvant à base de zinc ou de pyrophosphate figure alors dans les compositions de dentifrice. Autre ajout de taille, à cette époque, réalisé par Church et Dwight, celui du bicarbonate de sodium qui est un abrasif plutôt doux pour les dents malgré la puissance du produit. Depuis, les recettes

fleurissent et cherchent à briller dans leurs innovations, bien qu'elles soient en définitive sensiblement identiques.

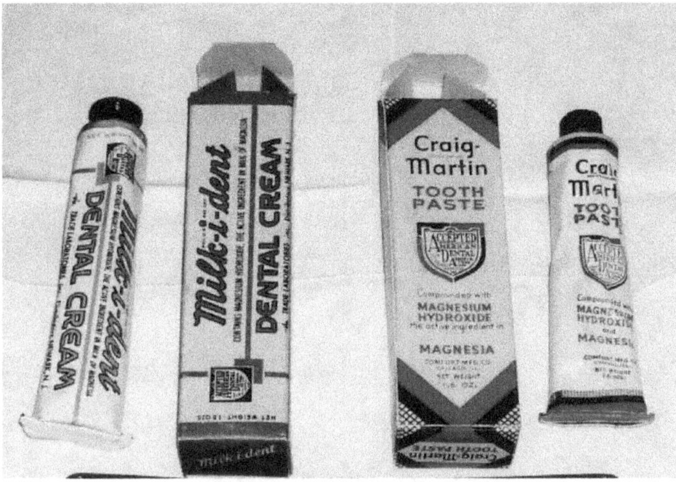

Dentifrices des soldats américains
pendant la Seconde Guerre mondiale
(© Xavier Riaud, 2007).

Références bibliographiques

Bogopolsky Sacha, *Histoire du dentifrice*, Actes de la S.F.H.A.D., Paris, 23 et 24/06/2000, http://www.biusante.parisdescartes.fr.

Riaud Xavier, collection privée, Nantes, 2007.

Riaud Xavier, « Histoire du dentifrice (Antiquité – XVIIe siècle) », in *Solutions cabinet dentaire*, n°15, avril 2019, p. 86.

Riaud Xavier, « Histoire du dentifrice (XVIIIe – XIXe siècle) », in *Solutions cabinet dentaire*, n°16, mai 2019, p. 84.

Riaud Xavier, « Histoire du dentifrice XXe siècle », in *Solutions cabinet dentaire*, n°17, juin 2019, p. 108.

Zimmer Marguerite, *Petite histoire de l'Art dentaire (du XVIIIe siècle à 1950)*, Actes de la S.F.H.A.D, sans date, www.biusante.parisdescartes.fr.

Brève histoire du protège-dents

Les premières protections faciales proviennent de l'Antiquité. En découlent les masques d'escrime et les casques intégraux.
Le protège-dents vient probablement de la boxe, bien que son origine demeure floue. Dans les années 1800, les boxeurs se façonnent des protège-dents rudimentaires avec du coton, des petits morceaux de bois, de l'éponge ou encore du ruban. Ils coincent ces matériaux entre les dents, mais ils avaient le plus grand mal à combattre et à garder leurs dents serrées dans le même temps.
Quand il a été reconnu que ces pratiques étaient inefficaces, un dentiste anglais, Woolfe Krause, a commencé à façonner, en 1892, des protège-dents pour les boxeurs. Pour cela, il place des bandes de gutta-percha sur les incisives maxillaires avant que le boxeur n'entre sur le ring. Ces dispositifs tenaient en serrant les dents. Son fils, Phillip, également boxeur, est crédité du premier protège-dents réutilisable en caoutchouc Vella. Son invention connaît son apogée lors du combat de championnat entre « Ted » Lewis et Jack Britton en 1921. Lewis est champion du monde à deux reprises et est un ami d'enfance de Phillip. Le manager de Britton a qualifié cette invention d'illégale. Krause, boxeur amateur, l'a certainement utilisée avant 1921.
En 1902, Jacob Marks, autre dentiste londonien également boxeur amateur, a créé un protège-dents sur mesure. Il est dit que c'est le sien que Lewis aurait porté lors d'un combat en 1913 pour la première fois. Un dentiste américain, Thomas A. Carlos, en développe aussi un à peu près en même temps que Krause. En 1916, il l'aurait proposé à Dinnie O'Keefe, athlète olympique américain, en 1919. Allen Franke de Chicago en expérimente un pour les boxeurs en 1919. C'est en 1927 que le protège-dents est reconnu comme indis-

pensable aux boxeurs. Dans le combat de boxe qui oppose Jack Sharkley et Mike McTigue, McTigue domine pendant la majeure partie du combat, mais une dent ébréchée lui coupe la lèvre. Il doit abandonner.
En 1929, des protections faciales sont conçues pour le football américain et le hockey sur glace. Il s'agit de barres métalliques adjointes aux casques.
En 1930, la littérature dentaire mentionne pour la première fois la description des protège-dents. Le Dr Clearance Mayer, dentiste et inspecteur pour la New York State Athletic Commission, section boxe, les dépeint personnalisés, fabriqués à partir d'empreintes à base de cire et de caoutchouc, renforcés avec des ressorts.
En 1947, Rodney O. Lilyquist, dentiste à L. A., utilise une résine acrylique transparente ajustée sur les dents du maxillaire et sur celles de la mandibule qui rend la prothèse discrète et permet au boxeur de parler. C'est une vraie avancée. Le Dr Lilyquist publie ses travaux dans le numéro de janvier 1948 du Journal de l'American Dental Association. C'est un succès phénoménal. Il est reconnu comme le père du protège-dents moderne. Le premier sportif à le porter est Dick Perry de l'équipe de basket d'UCLA. Frankie Albert des 49ers de San Francisco sera aussi un adepte.
Les footballeurs américains connaissent 24 à 50 % de blessures dentaires parmi toutes celles reçues sur les terrains dans les années 1940 et 1950.
En 1952, *Life magazine* établit un compte-rendu significatif sur les joueurs de football de Notre-Dame qui ont perdu des incisives. L'émotion suscitée par l'article est si importante que le protège-dents devient obligatoire dans d'autres sports de contact, à commencer bien sûr par le football américain.
À partir de 1950, l'American Dental Association (ADA) promeut la recherche sur les protège-dents, l'étude sur les nouveaux matériaux et en développe les avantages auprès du

public. Cathcart propose un modèle de protège-dents intrabuccal en 1951. En 1958, le même invente le premier protège-dents semi-adaptable en polychlorure de vinyle plastifié.
En 1960, l'ADA recommande l'emploi systématique de protège-dents en latex dans tous les sports de contact. En 1962, ce sont tous les joueurs de football des lycées américains qui sont tenus de porter des protège-dents. Dans les années 1960 et 1970, Arthur Wood, dentiste, est stupéfié par les blessures dentaires et de la face de ses patients. Il contribue aussi à faire du protège-dents ce que nous en savons aujourd'hui.

« Les boxeurs n'étaient pas les seuls à sacrifier leurs dents. Les schizophrènes et les dépressifs également. Robert E. McClure, un dentiste du Mayview State Hospital, près de Pittsburgh, réalise à la fin des années 60 que la thérapie par électrochocs provoque le serrage, la fissuration et même l'avalage des dents cassées. Il conçoit donc un carré de « plastique dentaire » moulé à partir d'un nouveau composé polyvalent : l'éthylène-acétate de vinyle, breveté pour la première fois aux États-Unis par la DuPont Corporation en 1956. Léger, solide, résistant à l'eau et réutilisable, le protège-dents McClure s'impose bien au-delà des frontières de l'hôpital psychiatrique. »

En 1965, les protège-dents sont adoptés en Australie pour le rugby. En 1978, c'est au tour de l'Angleterre, puis la Nouvelle-Zélande en 1997, l'Afrique du Sud… En France, le port du protège-dents n'est toujours pas obligatoire.
En 1973, la National Collegiate Athletic Association (NCAA) rend obligatoire le port de protège-dents dans le basketball universitaire. Le nombre de blessures dentaires a depuis considérablement diminué.

Au début des années 1990, les dentistes américains assistent au développement de la technologie de fabrication des protège-dents à haute température et à haute pression, en plastique dentaire. Ils modifient l'éthyle acétate de vinyle de McClure en copolymère appelé PolyShok beaucoup moins cher.
Aujourd'hui, le protège-dents est utilisé systématiquement dans tous les sports de combat, ainsi que dans de nombreux sports collectifs engendrant des contacts physiques avec l'adversaire.

Références bibliographiques

Riaud Xavier, « Le protège-dents… du coton au plastique », in *Solutions cabinet dentaire*, n°10, novembre 2018, p. 102.
www.protege-dents-rugby.com, *« Histoire du protège-dents – Les protège-dents rugby »*, sans date.

Tennis

En 1983, Yannick Noah remporte Roland-Garros lors d'une finale d'anthologie contre Mats Wilander, le Suédois. Tout le monde s'en souvient. Mais, l'année d'avant, il était déjà en quart de finale du tournoi. Les journaux ont prêté sa large défaite (6-7 3-6 4-6) contre Guillermo Vilas à la prédisposition du Français à faire la fête ce qu'il aurait fait, selon eux, la veille. La réalité est tout autre et c'est Guy Forget, ancien joueur, ami de Noah et ancien capitaine de l'équipe de France de Coupe Davis qui relate la présente anecdote : *« En 1982, Yannick doit jouer sur le central contre Guillermo Vilas et il attendait chez lui parce qu'il habitait juste à côté du stade. Il bouffait des cerises par poignées entières sans faire plus gaffe que ça, et, à un moment, il se pète la dent au niveau de la gencive en croquant un noyau. Le trou est énorme, il appelle son dentiste en urgence qui lui dit de coller un chewing-gum en attendant. Évidemment, dès le troisième point du match, il claque un smash et crache sa dent dans le carré de service. Il a fini par la retrouver, l'a mise dans sa poche et a passé tout le match à essayer de cacher le truc. Il a perdu en trois sets parce qu'il était à l'envers, et il a zappé la conférence de presse parce qu'il ne voulait pas y aller avec un trou dans la bouche… »*
N'oublions pas le large diastème entre les deux incisives centrales du joueur français qui rend son sourire si caractéristique. On dit de lui qu'il a les *« dents du bonheur »*, ce qui fait référence à une loi sur la conscription sous la Révolution française édictée en 1793 où l'absence des incisives constituait un motif de réforme et évitait ainsi au potentiel conscrit d'aller aux combats, d'où les *« dents du bonheur »*. Cette loi a été prolongée sous le Premier Empire par un autre décret en 1811 où l'absence d'incisives constituait là encore un

motif de réforme. Les soldats ne pouvaient pas déchirer leurs cartouches de poudre.
Au tournoi de Bercy en 2007, le récent vainqueur des Internationaux de tennis de France 2016, Novak Djokovic, perd son match d'entrée. Opposé à Fabrice Santoro, joueur français alors classé 37e mondial, Novak Djokovic, alors 3e au classement ATP, est défait facilement en deux sets 3-6 2-6. En fait, on apprendra plus tard qu'il avait été opéré des dents de sagesse quelques jours auparavant. Dans son interview d'après-match, il concédera : *« Je ne suis qu'à 30 % de mes moyens. On m'a enlevé deux dents de sagesse. Ce n'est pas une excuse, mais je n'ai pas pu m'entraîner convenablement. J'ai perdu du poids. Je ne voulais pas déclarer forfait, car Bercy est un tournoi important. »* Des années après, des rumeurs de match truqué ont couru sur cette rencontre qui seront démenties par Santoro et par l'ancien numéro 1 mondial qui a empoché à l'issue du match la modique somme de 500 000 dollars tout de même.
Jérôme Golmard a été 22e joueur mondial en 1999. En 2014, suite à l'extraction de deux dents de sagesse, il est diagnostiqué chez lui, suite à l'apparition des premiers symptômes, une maladie de Charcot qui est une maladie neurodégénérative. S'agit-il d'une coïncidence ou y a-t-il un lien de cause à effet ? À 40 ans, l'ancien joueur français vit en fauteuil roulant et ses médecins sont pessimistes. Ils pensent que son espérance de vie n'excédera pas un à trois ans. Un dentiste allemand Johann Lechner proposerait quatre opérations chirurgicales pour éradiquer la bactérie qui, selon lui, serait à l'origine de sa maladie. Ce praticien aurait découvert 14 foyers infectieux sous les dents et dans l'os de la mâchoire de l'ancien joueur. Les proches croient fermement au succès de ces interventions et recueillent des fonds, car ces opérations ont un coût très onéreux… Le problème, c'est que tous les spécialistes de la maladie de Charcot s'accordent à dire qu'il n'y a absolument aucun lien entre les bactéries et

cette maladie, et qu'aucun avis dentaire complémentaire, ou secondaire, n'a été demandé. Malheureusement, depuis, Jérôme Golmard nous a quittés.
En 2016, Milos Raonic, joueur canadien alors 14e mondial à la fin de l'année 2015, remporte le tournoi de Brisbane contre Federer qu'il bat en deux sets 6-4 6-4. À Melbourne, il parvient en demi-finale de l'Open d'Australie. Dans ces deux tournois, le joueur est vu portant un « protège-dents » selon les journaux sportifs, en réalité une gouttière. Il explique à ce propos : *« Juste pour ne pas grincer des dents quand je joue. Cela peut être source de stress et de maux de tête. Je le porte tout le temps sauf quand je mange. Je m'y suis fait assez rapidement. (...) Cela peut peut-être aider mon dos. »* Le Canadien revenait en effet d'une blessure au dos récurrente qui l'avait poussé à déclarer forfait pour Bercy en octobre 2015.
Les deux sœurs Williams ont porté un appareil orthodontique pour corriger leur articulé dentaire - leur esthétique très certainement également -, dans un but affiché d'améliorer leurs performances respectives. Un bon articulé favorise une bonne posture.
Rafael Nadal concède qu'après son brossage des dents, il a la fâcheuse manie de manger du chocolat. Lorsqu'on mange tout de suite après le brossage, il faut considérer que le brossage est bon à refaire. Il est aussi le premier joueur de l'histoire à mordre ses trophées à pleines dents à chaque victoire dans un tournoi. Le 24 mars 2010, lors d'une conférence de presse à Miami, Nadal admet avoir souffert à cause d'une dent de sagesse. Il reconnaît savoir qu'il lui faudra l'enlever, mais que le moment n'est pas approprié. Il a dû s'arrêter de jouer deux jours durant et n'a repris le chemin des courts que le 23 mars après-midi.
Le 2 juillet 2012, Nadal se fait enlever ses dents de sagesse. Le lendemain, il se repose chez lui.

Le 11 septembre 2012, Tony Nadal, son oncle, raconte que *« des complications sont survenues suite à l'extraction de ses quatre dents de sagesse qui ont été préjudiciables au rétablissement de son genou. »*
En 2016, Jo-Wilfried Tsonga raconte qu'à l'âge de 15 ans, suite à un traitement endodontique, un dentiste lui a laissé de la pâte d'obturation dans le sinus maxillaire. Cette pâte s'est infectée et a généré une sinusite maxillaire. Le chirurgien a retiré l'équivalent d'une balle de ping-pong. D'autres dents ont vu leurs racines présenter des infections. L'ensemble des traitements a pris quatre jours. Derrière, les tendinites qui gênaient Tsonga depuis des années ont disparu comme par enchantement.
Roger Federer se brosse les dents trois fois par jour. C'est un bruxiste.
André Agassi confesse qu'il se levait le matin, jouait au tennis et alors seulement, il se brossait les dents. Lui aussi, il grince des dents.
En 2019, soucieux de son esthétique qu'il estimait insatisfaisante, Andy Murray a demandé à son dentiste de lui refaire le sourire. Moyennant quelques milliers de livres, il s'est fait poser des prothèses céramiques sur tout le bloc incisif supérieur.

Références bibliographiques
Brugnoli Simone, « After brushing my teeth, I was back at the fridge », in *www.tennisworldusa.org*, 05/12/2020.
Gainey Tom, « Add wisdom teeth to Rafael Nadal's ailments », in *www.tennis-x.com*, 24/03/2010.
Gatto Luigi, « Tsonga's shocking revelation : « Here's why I suffered many injuries in my career. » », in *www.tennisworldusa.org*, 31/10/2016.

Mishra Rashmi, « 9 things every Roger Federer fan must know about the Swiss legend », in *www.india.com*, 08/08/2015.
Riaud Xavier, « Du tennis et des maux de dents », in *Indépendentaire*, n°140, septembre 2016, pp. 104-105.
Riaud Xavier, « Bonnes dents, bon jeu ? », in *Inside, le magazine du SNUC Tennis*, 2019, p. 48.
Walker Douglas, « Andy Murray nets himself shiny new gnashers after shelling out thousands to fix crooked teeth », in *www.thesun.co.uk*, 30/04/2019.
www.facebook.com, *« Yesterday, my wisdom teeth were pulled out... »*, 03/07/2012.
www.rafaholics.com, *« Toni Nadal : wisdom teeth removed »*, 11/09/2012.

Football

Le *British Journal of Sports Medicine* a publié une étude, en 2015, sur les dents de 187 joueurs professionnels de football, tous jouant en Premier League (Manchester United, West Ham, etc.). Plus de 20 % ont leur carrière polluée par des problèmes dentaires. 37 % auraient des caries, dans certains cas assez graves pour affecter leurs performances. Un sur 20 souffre de maladies des gencives irréversibles.
Au F. C. Nantes, en 2014, il y a 3,56 dents cariées par joueur. En 2018, on descend à 2,18 dents cariées par joueur. En 2019, on est à 1,95 dent cariée par joueur et, en 2020, on tombe à 1,53 dent cariée par joueur. Ma mission d'information et de dépistage fonctionne et aboutit à des résultats.
Aly Cissokho est un joueur de foot, international français (défenseur, 1 sélection). Il joue au FC Porto en 2009. Le 14 juin 2009, le Milan AC fait une offre de 15 millions d'euros (offre acceptée par Porto), mais annule par la suite le transfert. Motif officiel : un problème de dentition révélé lors de la visite médicale, pouvant avoir un effet sur la posture du joueur et pouvant causer des pubalgies récurrentes.
À Cristiano Ronaldo, alors qu'il vient d'arriver à Manchester United, en 2003, il manque une incisive latérale supérieure droite. Un traitement orthodontique est mis en place, à la demande de Sir Alex Ferguson. Une prothèse est venue remplacer la dent. Si CR7 accepte mal cette période difficile, il assume beaucoup plus le protège-dents qu'il porte à chaque match aujourd'hui. En 2016, dans une interview à *Marca*, CR7 confie que c'est *« sa nouvelle arme secrète ». « Son appareil lui donnant un meilleur équilibre général améliore son rendement sur le terrain »*. En 2011, l'international belge Steven Delfour affirme exactement la même chose : *« Quand j'ai passé les tests médicaux à Porto, on m'a obligé à en adopter un. Il a changé ma vie. Je n'ai plus la moindre*

blessure et je me sens physiquement beaucoup mieux. Il sert à replacer la mâchoire en l'alignant avec le crâne, le cerveau et le thorax. »
En 2011, l'international belge Steven Delfour affirme exactement la même chose : *« Quand j'ai passé les tests médicaux à Porto, on m'a obligé à en adopter un. Il a changé ma vie. Je n'ai plus la moindre blessure, et je me sens physiquement beaucoup mieux. Il sert à replacer la mâchoire en l'alignant parfaitement avec le crâne, le cerveau et le thorax. »*

En 2013, le transfert de Marquinhos au P. S.-G. a failli être annulé pour des infections dentaires. La visite médicale à La Pitié-Salpêtrière se passe mal. Le joueur doit passer des examens complémentaires à l'hôpital américain de Neuilly. Le transfert est finalement validé.

En 2013, Ronaldinho est opéré des gencives et des dents, ses dents partant en avant. Il fait poser des facettes en porcelaine.

Patrick Battiston perd 3 dents dans son choc avec Harald Schumacher en demi-finale de la Coupe du monde 1982, à Séville, perdue par la France contre l'Allemagne. Le remplacement des dents manquantes se fera par la pose de prothèses fixes.
En avril 2017, lors du Clasico, Messi prend un coup de coude de Marcelo. L'Argentin joue avec une compresse entre les dents toute la première mi-temps. En 2010, Messi casse involontairement deux dents à Maicon, défenseur de l'Inter de Milan, en demi-finale de la Ligue des Champions. Sorti du terrain, Maicon subit aussitôt une intervention chirurgicale pour remplacer ses dents perdues.
Diego Godin de l'Atletico Madrid perd 3 dents dans son choc avec le gardien de but de Valence en février 2018.

Le 22 mars 2010, Messi est incertain en raison de problèmes dentaires pour le match de Liga contre le Real Zaragoza. Finalement titulaire, il marque 3 buts.
Iker Casillas au Real de Madrid et Neymar, quand il jouait au Barça, se sont toujours occupés de faire suivre leurs dents méticuleusement. En 2008, Iker Casillas remporte le prix du meilleur sourire, accordé par le musée de l'art dentaire et de la stomatologie avec la participation du Conseil d'Espagne et de la Fondation espagnole dentaire.

Au mondial 2014, Suarez, l'Uruguayen, mord Chiellini, l'Italien. Il laisse son empreinte dentaire dans son épaule. Suarez sera vu se tenant les dents pour contrôler que tout est normal. La sanction tombe : il est exclu du mondial. C'est la troisième fois qu'il mord un adversaire.

En 2015, Kevin Trapp est appelé pour la première fois en sélection parce que Marc André Ter Stegen, le gardien titulaire, souffre de problèmes dentaires. En mai 2012, Nasri manque un entraînement de l'équipe de France parce qu'il a rendez-vous chez un dentiste.

Florent Malouda, alors à Chelsea, déclare avoir retrouvé la forme après l'extraction de ses dents de sagesse, en 2009. *« J'ai trouvé la cause de mes problèmes physiques : mes dents de sagesse. Je m'en suis occupé et depuis ça va mieux. Aujourd'hui, j'ai de très bonnes sensations. »* Robin van Persie connaît le même problème en 2009 qu'il résout par leur avulsion. Le défenseur du SC Heerenveen aux Pays-Bas, Gouweleeuw, en 2011, manque plusieurs matches à cause de leur évolution douloureuse.

Didier Deschamps, grand bruxiste, dispose d'un dentiste personnel payé par la Fédération française de Football. Ce dernier l'accompagne partout. Après la dernière coupe du monde victorieuse en 2018, le sélectionneur de l'équipe de France de football, championne du monde, s'est fait refaire le sourire et la dentition, ce qui a donné lieu à de nombreuses caricatures sur les réseaux sociaux.

L'entraîneur de Wolfsburg en fonction actuellement (2017), Martin Schmidt, impose à ses joueurs de se brosser les dents après chaque match, après chaque entraînement. Selon lui, *« l'excellence sportive passe aussi par une bonne hygiène bucco-dentaire. »*
Le campus du Real Madrid impose à tous ses inscrits, dans tous ses stages, peu importe la durée, un brossage des dents en préambule de chaque journée qui figure au programme officiel dès 8h00 le matin.

Selon le Dr Rapahaël Bettach, ancien dentiste ayant soigné des joueurs du P. S.-G., *« les joueurs de football sont obsédés par les dents blanches »*. Ces propos ont été recueillis en 2014.
Dans mon exercice pour le F.C. Nantes, j'ai été confronté, en 2018, à la demande d'un joueur et de sa femme, tous deux influencés par les entraîneurs portugais du moment pour qui ceci était une pratique usuelle, qui ont souhaité que je leur colle des facettes céramiques sur toutes leurs dents, alors que leurs dents étaient dépourvues de caries et que leurs sourires respectifs étaient de beaux sourires. J'ai naturellement refusé. J'en ai informé le médecin du club et ai rédigé une note à l'attention des joueurs pour leur expliquer les dangers d'une telle mutilation.
Beaucoup de grands clubs de football européens disposent d'une brosse à dents à leur effigie en vente dans leur boutique officielle. En voici une liste non exhaustive :
France : P. S.-G., olympique de Marseille, olympique lyonnais, F. C. Chambly, C. S. Liancourt Rantigny, F. C. Liancourt Clermont.

Turquie : Galatasaray, Fenerbahce.
Allemagne : Bayern Munich, F. C. Cologne, Borussia Dortmund, Schalke 04, Eintracht Francfort, Hanover 98, Hansa Rostock, Borussia Möchengladbach, RB Leipzig, Werder Bremen, TSV 1860 Munich, F. C. Shalke 04, F. S. V. Mainz 05 ; VFL Wolfsburg. F. C. Sankt Pauli.
Angleterre : Chelsea, Manchester United, Manchester City, Liverpool, West Ham, Fulham, Everton, Arsenal, Sunderland A. F. C.
Italie : Inter Milan, Milan A. C., Juventus, A. S. Roma, Naples, Lazio de Rome, Torino F. C.
Espagne : Équipe nationale, F. C. Barcelone, Real Madrid, F. C. Séville, F. C. Valence, Real Sociedad, Atlético Madrid.
Pays-Bas : Ajax Amsterdam.
Sur toute la liste, cinq clubs ont ce produit indisponible à la vente à l'heure actuelle : Manchester United, Everton, Liverpool, Fulham et l'Olympique de Marseille.

Toutes les démarches de prévention bucco-dentaires sont nobles et vont indéniablement dans le sens du bien-être et de la quête d'une bonne santé – et pour le sportif, dans la recherche d'une optimisation de ses performances –, mais elles se heurtent à la loi que *« nul n'est censé ignorer »*. Le Code de santé publique laisse libre toute personne de se soigner ou non. Contre le refus de soin, on ne peut absolument rien faire. Le Code du travail, quant à lui, interdit toute sanction arbitraire d'un patron envers son employé. Ainsi, est-il peu probable qu'un juge des Prud'hommes retienne l'absence de soins dentaires comme motif de sanction contre un salarié ou comme prétexte utilisé pour lui signifier une faute grave. Rappelons que tous les joueurs sont salariés du club. Toutes les démarches proposées ci-dessus ne peuvent donc se restreindre avant tout qu'à la délivrance d'une information motivée et éclairée, ainsi qu'à une tentative modeste de prise de conscience des joueurs sur

l'importance de la santé bucco-dentaire, par le biais des dépistages notamment.
Au vu de l'indice dents cariées/joueur obtenu en quatre années de dépistage sur des effectifs mélangés de jeunes joueurs avec des plus âgés, il me semble que ma mission de prévention/information a été remplie avec un certain succès.

Références bibliographiques

Riaud Xavier, « Les dents du foot », in *Solutions cabinet dentaire*, n°8, septembre 2018, p. 110.
Riaud Xavier, *Dentiste et football professionnel*, Generis Publishing, Chisinau (Moldavie), 2020.

Joueurs de football et dentistes

En 1966, à la coupe du monde de football qui se déroule en Angleterre, l'Italie affronte la Corée du Nord dans un match qu'elle ne doit pas perdre si les Méditerranéens veulent poursuivre leur chemin en quart de finale. La Corée du Nord est alors un pays qui participe de façon illicite à cette compétition, n'étant pas reconnu par les organismes footballistiques internationaux. À la 25e minute du match, Pak Doo Ik, probable major dentiste, des doutes subsistant en effet sur la nature de sa vraie profession, marque le but de la victoire qui élimine les Italiens et qualifie la Corée pour les quarts de finale. Pour cette nation, cela a été un exploit sportif sans précédent (www.footichiste.com, 2008).

Lors de la Coupe d'Europe 2016, l'équipe d'Islande dispose à sa tête d'un entraîneur Heimir Hallgrimsson. Avant d'occuper la fonction de sélectionneur pour son pays, Hallgrimsson a été dentiste. Il a obtenu son diplôme en 1994.

Hugo Sànchez, né le 11 juillet 1958 à Mexico, est considéré comme le meilleur joueur mexicain de football de tous les temps. Ancien attaquant du Réal de Madrid avec lequel il a gagné cinq championnats d'Espagne et une coupe de l'UEFA en 1986, il signe à l'âge de 18 ans pour les Pumas UNAM, une équipe professionnelle représentant l'Université nationale autonome du Mexique où Sanchez obtient un diplôme de médecine dentaire tout en poursuivant sa carrière de footballeur professionnel. À l'issue de ces années au sein de cette équipe qui connaît avec lui ses plus belles heures, il se fait remarquer par les plus grands clubs européens et finit par signer pour l'Athlético de Madrid.

Làzló Bölöni, né le 11 mars 1953, est un des très grands joueurs roumains. Il a gagné en tant que joueur la Coupe d'Europe des clubs champions avec le Steaua Bucarest 1986 et la Supercoupe de l'UEFA avec le même club en 1987. En tant qu'entraîneur, il a été champion du Portugal en 2002 avec le Sporting de Lisbonne et champion de Belgique en 2009 avec le Standard de Liège. Il a entraîné l'AS Nancy-Lorraine, le Stade Rennais, l'A. S. Monaco et le RC Lens en France. Mais, avant d'entamer sa carrière de footballeur en 1970, il a commencé des études afin de devenir dentiste qu'il a parachevées par l'obtention de son diplôme. Il jouait alors en France quand le régime en Roumanie a changé. Pour exercer la chirurgie dentaire, il se devait de repasser des diplômes sur le sol français. Il a opté alors pour la profession d'entraîneur.

Références bibliographiques

Franck Kathleen, « Coupe du Monde 2018 : 3 infos à retenir de l'équipe d'Islande », in *www.rtl.fr*, 2018.

https://fr.wikipedia.org, *« Hugo Sanchez »*, 2020.

www.footichiste.com, *La légende du dentiste coréen*, 2008, pp. 1-3.

www.ladepeche.fr, *« Làzló Bölöni : Dentiste, colonel, entraîneur... »*, 12/03/2011.

Identification médico-légale

Lundi 21 janvier 2019, l'avion qui emmène Emiliano Sala dans son nouveau club à Cardiff s'écrase dans la Manche. Le 22, les recherches officielles débutent. Elles s'arrêtent le 24. Une collecte de fonds privés permet le démarrage d'une recherche privée le 26. Le dimanche 3 février, l'avion est retrouvé. Un corps s'y trouve toujours[3].

Le mercredi 6 février, le Service de recherches Gendarmerie maritime de Cherbourg, par l'intermédiaire d'un Officier de police judiciaire me réquisitionne par mail dans l'après-midi, à 14h50 précisément. Je suis alors en pleines consultations à mon cabinet[4].

Je fournis aussitôt, toute affaire cessante, tous les renseignements dont je dispose, après en avoir averti au préalable le Conseil départemental de l'Ordre des chirurgiens-dentistes de Loire-Atlantique.

Le jeudi 7 février, dans la matinée, les autorités britanniques identifient formellement le corps de l'ancien joueur nantais.

La nécessité de bien tenir le dossier du patient en notant les éléments caractéristiques de sa bouche et son schéma dentaire se révèle donc indispensable. De même, la nécessité d'exiger une radio panoramique annuelle pour bilan à chaque sportif de haut niveau.

---

[3] Une dent est imputrescible et résiste à des températures de 1 000 °C. Sous l'eau pendant plus de 10 jours, le corps est méconnaissable. Il a été dit par certains journalistes que le corps avait été identifié par ses empreintes digitales. C'est faux. Il n'y a que les dents qui ont permis cela. Après autant de temps dans l'eau, les empreintes digitales étaient inexploitables.

[4] L'ordre de réquisition est toujours en ma possession.

Une aventure rocambolesque…

Mickaël Antoine Curier, né le 5 mars 1983, est formé au P. S.-G. Il joue à Nottingham Forest en Angleterre, puis au Hibernian F. C. en Écosse. Ses performances s'étiolant, il s'engage au Kazakhstan, au club d'Atyraou FK plus exactement.
Là, il subit un racisme local très marqué avec des menaces de mort, des cambriolages…
Il finit par décider de partir, mais, placé sous surveillance, il n'est pas libre de ses mouvements. Il y parvient toutefois grâce à son dentiste sur place qui l'a caché pendant plusieurs jours avant de l'aider à quitter le pays.

Références bibliographiques
Scimè Pascal, « Pour fuir le Kazakhstan, je me suis caché chez mon dentiste », in *www.rtbf*, 2016.

Le Mans…

Georges Paulin naît à Paris en 1902. De famille modeste, il est surdoué et s'ennuie très vite à l'école. Très tôt, il présente des aptitudes exceptionnelles pour le dessin. En 1918, sa mère est tuée dans les bombardements de la capitale. Il ne s'en remettra jamais.
Dès l'âge de 14 ans, il devient prothésiste dentaire et est très vite reconnu pour ses talents. Il s'installe à son compte et reprend ses études pour devenir chirurgien-dentiste. De même son frère, il est diplômé de Garancière. Cette activité professionnelle ne lui sert qu'à financer sa passion (Paulin (d), 2006).
« C'est en 1927 qu'ont débuté ses recherches. Il était accoudé à la fenêtre de son laboratoire de prothèse dentaire à Nice, quand est survenue une averse orageuse très brutale. Sur le trottoir opposé, un magnifique cabriolet Delage était arrêté, décapoté, et malgré tous ses efforts, le propriétaire n'est pas parvenu à fermer la capote avant que l'intérieur en cuir et velours ait été inondé. Pour Georges Paulin, cela a été le déclic. » (Paulin (b), 2006)
C'est en 1931 que Georges Paulin se fait connaître pour son invention du coupé/cabriolet avec l'aide du carrossier Marcel Pourtout dont il devient le styliste attitré. Il abandonne son cabinet dentaire à cette époque (http://fr.wikipedia.org, 2008). Paulin invente le système Éclipse de motorisation du toit pour lequel il dépose son premier brevet. Il réalise une maquette au dixième d'une Citroën Rosalie qui fonctionne à l'électricité. En pleine construction de la traction avant et bien qu'admiratif, Citroën ne donne pas suite (Paulin (a), 2006). Associé à un financier, Pourtout construit sur les plans de Paulin, un Coach Hotchkiss 4 places pour le salon de 1933. En désaccord sur la répartition des gains, le projet

avorte. Les deux hommes produisent une variété de marques (Renault, Delage, Bentley, etc.) et de modèles, et un nombre de voitures carrossées assez exceptionnel.
Un parent lui prête de l'argent et Georges réalise un second prototype sur un châssis Peugeot fourni par le concessionnaire Darl'mat qui s'enthousiasme et lance la fabrication de 401, et de 601 modifiées par Pourtout. Paulin propose un nouveau système dans le cadre de la conception de la 302 et de la 402 Éclipses encore révolutionnaire aujourd'hui, puisque le toit replié n'empiète que très peu sur le volume du coffre. Sa notoriété se faisant plus grande chaque jour, il élabore des roadsters Peugeot Darl'mat, dont deux d'entre eux s'illustrent au Mans en 1937 et 1938 (Paulin (b), 2006).
« Le contrat signé entre Peugeot et Georges Paulin atteignait la fin d'une première période lors du lancement de la 402. La nouvelle rémunération proposée par le constructeur était jugée trop faible par Paulin. Un procès les a opposés et la justice a donné raison au constructeur qui pouvait alors utiliser le brevet à sa guise. Cela a été un coup terrible pour Georges Paulin qui était un homme passionné et peu enclin à transiger. » (Paulin (b), 2006)
En 1937, André Embiricos, banquier et frère de Nicky Embiricos, coureur amateur sur Bugatti et sur Era, fait l'acquisition d'un châssis Bentley. Le représentant en France de cette marque lui recommande de le faire habiller par Paulin et Pourtout. Celui-ci en propose un tracé original en 1938. Sa conception en a fait un véhicule remarquable avec des performances défiant toutes les normes pour l'époque. Susceptible de battre Mercedes, cette voiture est montrée à toutes les expositions, sur le sol français, puis allemand. En 1939, André Embiricos, las de ne pouvoir la posséder, la revend (Lamendin, 2007). Elle ne réapparaît au Mans qu'en 1949, où elle participe à trois épreuves consécutives. En 2000, elle gagne un concours d'élégance en Californie (Paulin (b), 2006). La Delage 1937 a reçu en 2006, le Vuitton

Award. D'une valeur de 3 millions d'euros, cette voiture a été exposée sur les Champs-Élysées (Paulin, 2008). Paulin est considéré aujourd'hui, par les spécialistes américains et anglais, comme le plus grand styliste automobile de l'entre-deux-guerres.
En 1940, Paulin s'engage dans la Résistance. Il reprend le chemin de son cabinet dentaire où il soigne l'élite allemande. Là, il se livre à des activités d'espionnage. Suite à une dénonciation, il est arrêté par la Gestapo et est exécuté au Mont Valérien en 1942.

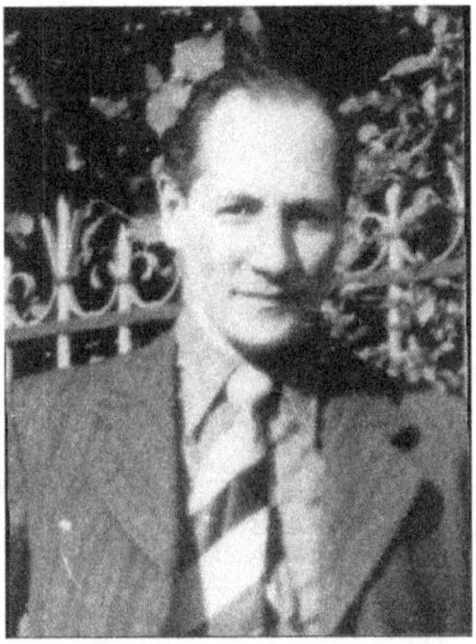

Georges Paulin (1902-1942) (Michel Paulin, 2008).

Références bibliographiques

http://fr.wikipedia.org, *Georges Paulin*, 2008, pp. 1-3.
http://fr.wikipedia.org, *Louis Renault*, 2009, pp. 1-7.
Lamendin Henri, *De l'art dentaire à d'autres arts*, L'Harmattan (éd.), Collection Médecine à travers les siècles, Paris, 2007.
a/ Paulin Jérôme & Paulin Michel, « Le styliste automobile », in *http://www.georgespaulin-lesite*.com, 2006.

b/ Paulin Jérôme & Paulin Michel, « L'inventeur du coupé/cabriolet », in *http://www.georgespaulin-lesite.com*, 2006.
c/ Paulin Jérôme & Paulin Michel, « Le combattant de la liberté », in *http://www.georgespaulin-lesite.com*, 2006.
d/ Paulin Jérôme & Paulin Michel, « Biographie express », in *http://www.georgespaulin-lesite.com*, 2006.
Paulin Michel, communication personnelle, 2008.
Riaud Xavier, « Des dentistes morts pour la France », in *Histomag'44*, www.39-45.org/histomag, n° 70, mars-avril 2011, pp. 35-38.

Automobile

Bobby Hamilton (1957-2007) était un pilote de NASCAR. Son cancer oral est diagnostiqué en 2006. Au bout de deux semaines de radiothérapie et de chimiothérapie, il s'arrête de conduire, après avoir tout de même disputé trois grands prix. Une grosseur ayant évolué en enflure avait été observée lors d'un examen dentaire et, après différents traitements pour la faire partir, elle n'est pas disparue (http://oralcancerfoundation.org, 2001-2009).

Jacques Villeneuve, champion du monde de F1 à une reprise, et Michael Schumacher, champion du monde de F1 à sept reprises, ont utilisé des gouttières de repositionnement mandibulaire pour optimiser leurs performances.

Robert Neyret, né le 28 février 1934 à Grenoble, est chirurgien-dentiste de formation, diplômé de la Faculté de médecine de Paris en 1958. Passionné par la course automobile, il court de nombreux rallyes et gagne plusieurs fois celui du Maroc. En parallèle de ses courses, il continue à soigner ses patients à son cabinet. En 1972, produisant un dentifrice qu'il commercialise - il dirige l'entreprise qui le fabrique -, il a l'idée de créer une équipe automobile à son nom : Aseptogyl. Un de ses copilotes favoris a été Jacques Terramorsi, autre dentiste, qui sera aux côtés de Bob Neyret, l'essentiel de ses courses.

<u>Références bibliographiques</u>

http://oralcancerfoundation.org, 2001-2009.
joomla.classicsportscar-rallyes.fr, *« Bob Neyret – Classic and Sports Car rallyes »*, 2014.

Riaud Xavier, *Histoires de la médecine bucco-dentaire*, L'Harmattan (éd.), Collection Médecine à travers les siècles, Paris, 2010.

Dentistes et tee de golf

George Franklin Grant

Il naît le 15 septembre 1846, à Oswego, dans l'État de New York. Ses parents sont d'anciens esclaves. Âgé de 15 ans, un dentiste local, Dr Albert Smith, loue ses services alors qu'il est garçon de courses. Il devient vite assistant de laboratoire et le Dr Smith l'encourage à poursuivre une carrière de dentiste. Il entre à l'École dentaire de Harvard en 1868. Il est dans la même promotion que Robert T. Freeman. Il sort diplômé de l'École dentaire en 1870. Après avoir été reçu, il est devenu le premier Afro-Américain à être enseignant au sein de l'École dentaire de Harvard en 1871. Il y reste 19 ans. Il se spécialise dans le traitement des fentes palatines. Sa première patiente a 14 ans et en 1889, il a traité pas moins de 115 cas. Il a breveté un palais court, un dispositif prothétique qui permet au patient de parler plus convenablement. Il est le fondateur et le président de la Société dentaire de Harvard. Il est membre de l'Association des Élèves de l'École dentaire de Harvard. Il en est élu le président en 1881. Il décède en 1910 d'une maladie du foie[10].

Passionné de golf, il dépose un brevet en 1898 pour un tee taillé dans du bois et recouvert de gutta-percha (Brevet US 638, 920 du 12 décembre 1899).

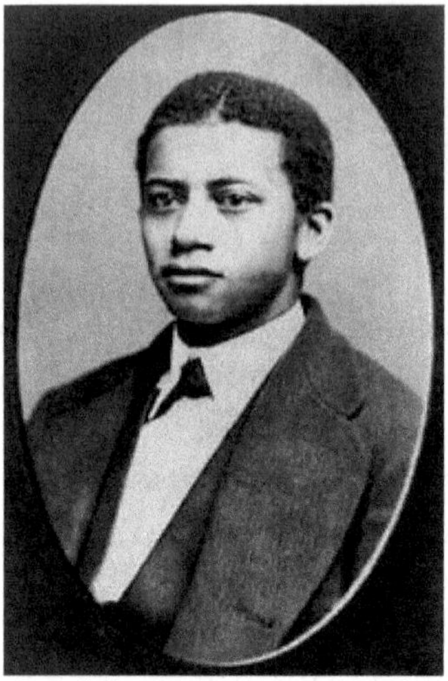

George Franklin Grant (1846-1910) en 1870.
Photographie tirée du livre annuel des étudiants de Harvard (domaine public).

William Lowell Sr.

Mais, le premier tee de golf commercialisé, le « Reddy tee », l'a été par un autre dentiste américain, William Lowell (1863-1954), en 1921. Le premier fabriqué a été en bois et peint en rouge pour ainsi être repéré facilement. Mais, bientôt, il a été conçu en différents matériaux et de différentes couleurs. Le « Reddy tee » fait en celluloïd blanc a été breveté en 1924 par la Nieblo Manufacturing Company.

William Lowell Sr est né à Hoboken dans le New Jersey. Il a un fils et vit à Maplewood dans le New Jersey. Il fabrique dans un premier temps 5 000 tees peints en vert dans un premier temps. Il se décide à les peindre en rouge pour qu'on puisse les voir sans hésitation et les renomme « Reddy tee ». En 1922, Walter Hagen et Joe Kirkwood Sr les utilisent dans leurs parcours. La même année, Lowell accepte une commande de 24 douzaines avec la A. G. Spalding Company. The « Reddy tee » est breveté le 13 mai 1925. Cette année-là, il en vend pour 100 000 dollars, tous en

celluloïd. En 1926, de nombreuses copies sont sur le marché, mais Lowell est plus préoccupé par le dépôt de ses brevets pour s'y intéresser véritablement.
Il meurt le 24 juin 1954 à l'Orange Memorial Hospital à East Orange dans le New Jersey. Il a alors 91 ans. Il est enterré au cimetière de Saint Peter à Jersey City.

U.S. Patent 1 670 627 golf tee enregistré le 7 décembre 1925 ;

U.S. Patent 1 650 141 golf tee enregistré le 26 août 1925 ;

U.S. Patent 1 569 765 golf putter enregistré le 13 novembre 1925.

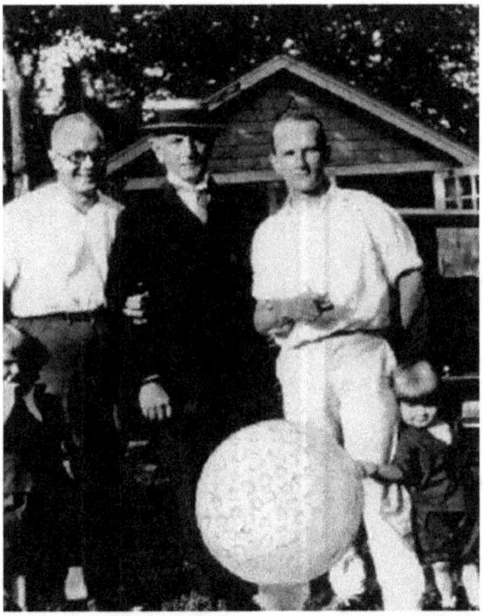

William Lowell Sr est au centre de la photo.
(Bausmith, John C. (1999)).

Références bibliographiques :
Bausmith, John C., *Maplewood, NJ (Images of America)*, Arcadia Publishing, 1999.
http://en.wikipedia.org, *George Franklin Grant*, 2009, p. 1.
Kelly William, « Old Sandbox at the First Tee – ACCC », in *kellysgolfhistory.blogspot.com*, 2011.
Lomas Nick, « Who invented the Golf Tee ? The Quick Golf Questions and Answers », in *www.golfspan.com*, 2020.
Ott Chris, « Grant, George Franklin (1847-1910) », in *www.ada.org*, 2007-2008, p.1.
Riaud Xavier, « Hommage aux premiers dentistes noirs américains », in *Vesalius*, Vol. XV, n° 1, juin 2009, pp. 9-11.

Henri Lamendin (1928 - 2017), un judoka passionné, un dentiste précurseur et un chercheur polyvalent

Dans la tourmente...

Henri Lamendin est né le 14 mai 1928, à Paris, dans le Vème arrondissement. Pendant la Seconde Guerre mondiale, d'une famille de Résistants, mais trop jeune pour se joindre à son père et à son frère, il devient secouriste de la Croix-Rouge. Comme beaucoup de ses camarades, il rejoint les Scouts de France et c'est plus tard, à leur contact, qu'Henri découvre un sport qui a été au centre d'un certain nombre de ses préoccupations professionnelles futures : le judo. Après la Libération de Paris, il participe en tant que secouriste, à l'accueil des prisonniers de guerre et ne ménage pas son temps à leur service.

Un étudiant perpétuel

En 1945, il obtient son baccalauréat, puis, en 1947, le certificat de physique-chimie-biologie à Lille. Il suit alors sa famille en Auvergne et s'inscrit à la Faculté de médecine de Clermont-Ferrand. Après quelques hésitations, il s'oriente vers la chirurgie dentaire. Il est reçu chirurgien-dentiste en 1954 (nouveau régime d'études). En 1967, souhaitant acquérir d'autres savoirs, il suit les cours du CES de biologie générale, à Orléans. En 1972, il soutient sa thèse de doctorat en chirurgie dentaire (3e cycle), qui deviendra doctorat en sciences odontologiques, et en 1973, il reçoit le diplôme de docteur en chirurgie dentaire. En 1981, en même temps que le professeur Simon Bérenholc, il devient titulaire d'un doctorat d'État ès sciences à Orléans. Enfin, en 2008, le jour même de ses 80 printemps, il soutient une thèse de doctorat d'université en odontologie, à Clermont-Ferrand.

Humaniste
« Auguste » (clown) dans les hôpitaux pour les enfants malades pendant ses études, n'hésitant pas à faire les courses pour des malades, brancardier pendant ses séjours à Lourdes, il exerce pendant 33 ans en exercice libéral à temps partiel et pendant 17 ans au centre hospitalier spécialisé Beauregard de Bourges. Désintéressé, il ne discutera jamais argent avec ses patients – tâche qu'il confie à sa secrétaire –, et ne refusera jamais la perspective d'actes gratuits. Dévoué aux personnes handicapées, il militera en leur faveur, par ses écrits, tout particulièrement dans le sport.

Militaire en Algérie
Rappelé en Algérie en 1956, il *« a répondu à l'appel, mais a su toujours refuser ce qui était contraire à sa conscience. »* Affecté à Oran, il se déplace en 4x4 avec une malle comprenant un cabinet dentaire portatif, dont un tour à pédale. Il revient en France en 1957. En 1958, il est nommé dentiste-lieutenant. Plus tard, il sera promu commandant de compagnie à la Protection civile et le restera de 1973 à 1988.

La recherche
Dès le commencement de ses études en chirurgie dentaire, Henri est plongé dans la recherche. En effet, son premier acte d'investigation a été de *« faire des injections d'antihistaminiques dans les gencives de cobayes. »* Comme il se plaît à le dire : *« Depuis lors, la recherche ne m'a jamais quitté et continue de jouer un rôle capital (indispensable) dans ma vie. »* Sous la houlette de son « patron » comme il l'appelle encore aujourd'hui, le professeur Robert Delavault, il apprend à canaliser son esprit curieux et développe une grande rigueur scientifique. C'est à ses côtés qu'il entreprend une grande partie de ses recherches. Responsable scientifique de programmes de la Délégation générale de la recherche scientifique et technique après la vente au

Laboratoire Mérieux, du Centre d'élevage et de sélection d'animaux de laboratoire du CNRS, et, donc, face à la disparition de l'Institut de recherches appliquées au domaine de la santé de l'université d'Orléans créé par Delavault, dont il était directeur adjoint, Henri rejoint la Faculté de sport et d'éducation physique de la même université. En 1975, par arrêté ministériel, Henri Lamendin est lauréat d'un prix pour ses travaux concernant la biologie, la médecine du sport et l'éducation physique spécialisée, remis par le jury national du Secrétariat d'État à la Jeunesse et aux Sports. Et en 1982, il est co-lauréat (avec Simon Bérenholc) du Prix des Sciences odontologiques décerné par le G. S. S. O. S.

Résultats

Dans un livre paru en 2009 qui résume 40 années d'investigations et expérimentations, Henri énumère 36 d'entre elles, très diverses. Entre histologie dentaire, phytothérapie bucco-dentaire, histoire de l'art dentaire, odontologie médico-légale, odontologie du sport et odontologie générale..., Henri Lamendin s'est intéressé à tous les secteurs d'activités de la dentisterie moderne et à tous les modes d'investigations, y compris à des études épidémiologiques, pour parvenir à des résultats probants. Mais, c'est en 1988, avec la méthode de Gustafson simplifiée, puis en 1990, avec la méthode d'estimation d'âge à deux critères dentaires qui porte aujourd'hui son nom, qu'il s'illustre.

Enseignements

Il a été chargé de cours pour le CES, puis la Capacité de biologie et médecine du sport dans les Facultés de médecine de Tours, Poitiers, Cochin, et Port-Royal, et La Pitié-Salpêtrière (Paris), pour le diplôme de l'Institut universitaire « Sport et Santé » à la Faculté de médecine de Bobigny. Il est intervenu aussi pour l'Attestation d'études universitaires et cliniques d'odontologie du sport de la Faculté d'odontologie de Lyon, pour le DEUG et la Maîtrise de sciences, et techniques des activités physiques, et sportives à la Faculté du sport, et de l'éducation physique d'Orléans, pour le Brevet d'État d'éducateur sportif et les UV, et UF d'Activités physiques, et sportives à l'université d'Orléans, chargé de cours pour l'ancien DEA en stomatologie pédiatrique au Collège de médecine des Hôpitaux de Paris et enfin, pour le diplôme universitaire d'Expertise odontostomatologique à l'Institut régional de médecine légale à l'université de Bordeaux.

Instances

Henri est logiquement devenu membre titulaire de l'Académie nationale de chirurgie dentaire en 1995, puis à 80 ans, membre honoraire. À l'Académie, il y a été président de la commission activités physiques et sportives, et est toujours membre de la commission d'histoire de l'art dentaire. Il a été aussi membre du Conseil départemental de l'Ordre des chirurgiens-dentistes du Cher pendant 24 ans et membre suppléant au Conseil régional de l'ordre. De plus, il a fait partie de la commission nationale de l'exercice dentaire de l'Association dentaire française et du groupe de travail « activités physiques et sportives » de l'Union française pour la santé bucco-dentaire. Représentant des Facultés de chirurgie dentaire de Paris V et VII près la Délégation de l'office national de formation odontologique continue du Cher, il a été le président fondateur de cette délégation et secrétaire de la délégation régionale. En Justice, il a officié en tant qu'expert en odontologie et sécurité sociale, près la cour d'appel de Bourges.

Activités scientifiques diverses

Instigateur de nombreuses sociétés, associations ou commissions, il convient de retenir sa présidence fondatrice de la Société française d'odonto-stomatologie du sport en 1978 à laquelle il a rendu hommage dans un livre concernant cette spécialité, paru à l'occasion de l'anniversaire des 30 ans de son existence. Henri a été aussi membre de plusieurs comités de rédaction de revues scientifiques (Symbioses, Sciences et Sport, Cinésiologie, etc.). N'oublions pas aussi son implication dans la Société française d'histoire de l'art dentaire qui est fondamentale.

Son action dans le sport

Membre du comité directeur de la Fédération française de judo, kendo et disciplines associées de 1966 à 1976, en 1980, et de 1982 à 1992, secrétaire général de cette fédération de 1973 à 1976, à l'origine de la commission judo-handicapés, créée en 1972, membre de la commission médicale fédérale en 1980, président de la commission recherche et innovations technologiques de 1981 à 1997, membre de la commission formation morale et fair-play dès sa fondation, membre de la commission des statuts et règlements, membre du comité des experts scientifiques, médicaux et techniques de la médecine du sport, près le directeur de l'Institut national des sports et de l'éducation physique par arrêté ministériel du 22 juin 1980, membre de la commission nationale de lutte contre le dopage relevant du ministère de la Jeunesse et des Sports par arrêté ministériel du 22 juin 1990 et membre du tribunal fédéral depuis 1994, son implication dans le sport en général, et dans le judo en particulier, est totale.
Ancien judoka ceinture noire 1re dan en 1960, arbitre national de ce sport de 1964 à 1972 et moniteur de ce sport en 1973, plongeur subaquatique breveté, skieur averti, et amateur de randonnées à pied ou à moto, et de varappe en haute montagne, le sport a occupé une grande place dans sa vie au point d'avoir participé à plusieurs Jeux mondiaux de la médecine.

Rappelons que le 4 juillet 1978 (J. O. du 1er septembre 1979), la Société française d'Odonto-stomatologie du Sport (SFOSS) voit le jour. Son premier président a été le Dr Henri Lamendin.

Quelques chiffres

Henri Lamendin a publié 27 livres personnels et 9 collectifs, toutes disciplines confondues. Il revendique aussi 741 publications (série en cours), dont 5 en espagnol, 5 en anglais, 2 en italien et 1 en allemand, sans oublier 3 en portugais. Henri, c'est également 138 publications en association, dont 23 avec des étrangers. C'est encore 135 collaborations avec divers journaux et éditeurs, dont 31 étrangers. C'est enfin une participation à 75 jurys de thèse, dont 57 en odontologie.

Quelques distinctions

Une œuvre aussi grande n'a pas pu rester méconnue et a fait l'objet bien évidemment d'un certain nombre de distinctions. Ainsi, a-t-il reçu la médaille de bronze de la Croix-Rouge française dès 1946 (18 ans), la médaille d'honneur de la Jeunesse et des Sports en 1960, la médaille d'or de la Jeunesse et des Sports en 1970, et la même année, la médaille d'or de la Fédération française de judo et disciplines associées, puis la grande médaille d'or de cette Fédération en 1985, la Croix d'Argent en 1979, la Croix de Vermeil en 1990, puis la Grand-Croix du Mérite des ceintures noires en 1990. Lui ont été décernées aussi la médaille de la Fédération nationale des offices municipaux des sports en 1984, la médaille d'argent du Groupement latin et méditerranéen de médecine du sport en 1987, puis la médaille d'or du même Groupement en 2000, la médaille du Comité régional olympique et sportif du Centre au titre du sport universitaire en 2000 ainsi que la médaille d'honneur de la Fédération nationale du sport en 2000. De même, il a été fait chevalier du Mérite sportif en 1963, chevalier des Palmes académiques en 1966, officier en 1981, puis commandeur en 1992 dans cet ordre, et chevalier de l'Ordre national du Mérite en 1977. De plus, il avait déjà reçu un diplôme de reconnaissance de la Croix-Rouge française en 1944 (16 ans). La médaille commémorative des opérations en A. F. N. en 1957, le titre de reconnaissance de la Nation en 1971 et la médaille correspondante en 2002, la médaille d'Afrique du Nord en 1997, la Croix du combattant en 2001, lui ont aussi été attribués.

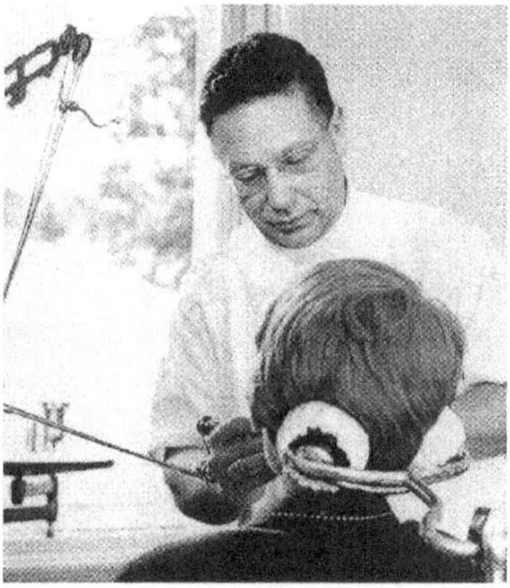

Dr Henri Lamendin (1928 - 2017)
(© Henri Lamendin, 2009).

Références bibliographiques

Lamendin Henri, communication personnelle, Guillestre, 2009.

Lamendin Henri, entretiens téléphoniques, juin-juillet 2009.

Lamendin Henri, *Souvenirs et réflexions pour servir à l'histoire d'un changement d'époque*, Souvenirs (éd.), Guillestre, 2007.

Lamendin Henri, *Titres et travaux*, Souvenirs (éd.), Guillestre, 2009.

Lamendin Henri, *Historique de l'odonto-stomatologie du sport en France*, L'Harmattan (éd.), Collection Médecine à travers les siècles, Paris, 2009.
Lamendin Henri, *Investigations et expérimentations en odontologie, 40 années de recherches*, L'Harmattan (éd.), Collection Médecine à travers les siècles, Paris, 2009.
Riaud Xavier, *Histoires de la médecine bucco-dentaire*, L'Harmattan (éd.), Collection Médecine à travers les siècles, Paris, 2010.

Basketball

Damien Pastres naît le 14 avril 1960 à Châlons-sur-Marne. Il est diplômé en chirurgie dentaire en 1990. Il exerce à Auxonne. Il a été sélectionné au poste de pivot en équipe de France à 31 reprises où il a marqué 98 points de 1980 à 1988. Il a joué à Reims, à Villeurbanne, à Dijon et à Cholet où il a fini sa carrière.

Il a été finaliste du Championnat de France avec Villeurbanne en 1985 et 1986. Il a gagné la coupe de la ligue en 1993 avec Dijon. Il est le 14e meilleur marqueur de l'histoire de la proA avec 4 245 points.

« Entre les matches de l'équipe de France et de Coupe d'Europe, je n'allais pas beaucoup en cours ; je me débrouillais. En fait, je bossais pendant les déplacements. J'emmenais mes polys et mes bouquins. Après avoir obtenu ma thèse de doctorat en 1990, j'ai pu un peu me « reposer » en partant à Dijon ». « Il était hors de question pour moi de ne faire que du basket. C'était difficile à comprendre par les autres joueurs ».

Le suivi chez le dentiste est une obligation constante chez tous les joueurs professionnels ainsi que le port d'un protège-dents adapté, l'idéal étant de le faire concevoir en cabinet dentaire.

Lors d'une vente aux enchères, un protège-dents de Steven Curry, deux fois MVP de la NBA, trois fois champion de la NBA et deux fois champion du monde, a été adjugé pour la modique somme de 3 190 dollars.

Références bibliographiques :
Mattéi Alain, « Un protège-dents de Steven Curry adjugé pour plus de 3 000 dollars », in *www.eurosport.fr*, 2016.
Prault Jean-Pierre, « Basketball / Damien Pastres croque la vie à belles dents », in *www.lunion.fr*, 2012.

Handball

En 2018, Olivier Krumbholz n'assiste pas à la conférence de presse quotidienne. L'entraîneur des Bleues a dû se rendre en urgence chez le dentiste. Une douleur persistante aux dents le préoccupait. Christelle Marchand, ex-internationale tricolore en charge de l'accompagnement de l'équipe de France sur le site de Pau, s'est chargée de l'emmener chez le dentiste.

À Champigny-sur-Marne, la Dr Mélanie Bana reçoit les joueurs et joueuses des équipes seniors de France de handball, soit environ 30 sportifs de haut niveau. Elle les prépare pour les compétitions internationales et notamment pour les Jeux olympiques de Rio (2016). Ancienne handballeuse de haut niveau, associée à trois autres dentistes, la Dr Bana travaille au cabinet dentaire de l'INSEP (Institut national du sport, de l'expertise et de la performance). Elle s'occupe de près de 300 sportifs provenant de 27 sports différents. Avec plus de 3 000 bilans et consultations annuels, ce cabinet dentaire est le plus important cabinet dentaire sportif de France. La Dr Bana est de plus la présidente adjointe de l'Association francophone de la médecine bucco-dentaire du sport qui est en étroit contact avec le ministère des Sports, le Comité olympique et sportif français et l'Institut national de l'expertise et de la performance.

Références bibliographiques
www.dentiste-champigny-bana.fr.
www.ffhandball.fr, *« Olivier chez le dentiste »*, 2018.

Cyclisme

En 2015, dans le Tour des Flandres, le Tchèque Zdenek Stybar chute et perd des dents. Le résultat après son passage chez le dentiste est impressionnant.
Le 26 août 2020, le sprinteur Fabio Jacobsen fait une lourde chute à l'arrivée de la première étape du Tour de Pologne. 130 points de suture. Il ne lui reste qu'une dent. Son palais ne s'est pas rétabli et ses cordes vocales ont toujours paralysées.

Pour traiter des tendinites répétitives, Bernard Hinault a dû se faire enlever une dent de sagesse qui s'infectait régulièrement.
Piotr Ugrumov, 2e du Tour de France 1994, a passé en partie sa journée de repos chez le dentiste pour soigner un abcès dentaire. Le lendemain, lors de l'étape pyrénéenne de Luz-Ardiden, il arrive, épuisé, avec cinq minutes de retard sur Miguel Indurain.
En 1997, Richard Virenque voit sa préparation pour le Tour de France compromise à cause d'une dent de sagesse qu'il doit se faire enlever en urgence. En 2011, Andy Schleck, vainqueur du Tour l'année d'avant, doit interrompre sa saison à cause d'une dent de sagesse inférieure qui lui pose problème. La saison 2010 de Mark Cavendish, le sprinteur, est désastreuse à son entame à cause d'une dent de sagesse qu'on lui a enlevée dans l'hiver précédent, dont l'alvéole s'est infectée.

Références bibliographiques

Denis Frédéric, « Dent de sagesse et cyclisme de haut niveau », in *www.lamedecinedusport.com*, 2013.

rmcsport.bfmtv.com, *« Cyclisme : 130 points de suture, dents cassées... des nouvelles de Fabio Jacobsen après sa lourde chute »*, 2020.
Robert Guillaume, « Deux dents de sagesse en moins… pour de meilleures performances », in *www.cycloblog.fr*, 2012.
www.ladepeche.fr, *« Nos dents sous surveillance »*, 1999.
www.rtl.be, *« Le coureur cycliste Stybar se fait refaire les dents après une lourde chute »*, 2015.

La voile

Pierre Le Coq est né le 17 janvier 1989 à Saint-Brieuc. Il débute la planche vers 10 ans. En 2006, il est champion du monde jeunes en RS :X (planche à voile validée par le comité olympique). En 2007, il remporte la médaille d'or de planche à voile garçons au championnat du monde ISAF jeune. C'est seulement la seconde fois que cela se produit en 37 éditions. De 2007 à 2009, il réussit son concours de médecine et entame des études en Faculté dentaire.
Ses études l'accaparant, il ne revient au plus haut niveau qu'en 2015 en gagnant les championnats du monde de RS :X. Ainsi, qualifié pour les J. O. de Rio, il y est médaillé de bronze. Il a été fait chevalier dans l'Ordre national du Mérite en décembre 2016.
Actuellement, ayant échoué dans une qualification pour les prochains J. O. de Tokyo, notre homme vise les suivants à Paris 2024.

Philippe Mariani, orthodontiste à Hyères, s'est engagé sur le voilier de course « Solenn for Pure Ocean », un JPK 1080, dans la transat Cap Martinique 2021, première transat sans escale ouverte aux amateurs. Longue d'environ 7 000 km (3 800 nautiques), le départ aura lieu à la Trinité-sur-mer et l'arrivée, à Fort-de-France.

Références bibliographiques
Bremond Gaspard, « RS :X. Jeux olympiques. Pierre Le Coq : « Je suis l'assurance tous risques. » », in *www.ouest-france.fr*, 2020.

www.information-dentaire.fr, *« Voile : notre confrère Philippe Mariani s'aligne sur la transat Cap Martinique 2021 »*, 2020.

Hockey sur…

En 2019, Keith Yandle dispute son 982e match d'affilée pour les Florida Panthers. Il n'en a pas manqué un depuis 2009. C'est un record en soi. *« Sur la glace des Carolina Hurricanes, l'Américain a reçu en pleine mâchoire un puck dégagé par un adversaire en fin de premier tiers-temps. La violence du choc lui a fait perdre neuf dents ! Mais il en fallait bien plus pour mettre l'homme d'acier sur la touche. Il a manqué la période médiane afin de recevoir des soins, mais l'arrière floridien a ensuite fait son retour au jeu pour terminer le match. Après être passé chez un spécialiste le lendemain matin, Keith Yandle a également pris part à la rencontre disputée dimanche à domicile face aux Buffalo Sabres. »*

« Lors d'un match de NHL entre les New York Islanders et Chicago, en 2013, John Tavares, le capitaine des New York Islanders, s'est arraché une dent après avoir reçu un palet dans le visage.

Après un coup de crosse infligé par Kris Letang des Bruins de Boston en 2013, Pascal Dupuis, joueur des Penguins de Pittsburgh, s'est enlevé, quant à lui, deux dents en plein match. »

Le hockey sur gazon n'est pas en reste. En 2013, lors d'un match du HC Rotterdam contre une équipe d'Amsterdam, Steve van Ass a reçu un coup de crosse qui lui a fait perdre 10 dents et lui a causé une fracture de la mâchoire.

« On voit des dents voler, même si je l'avais déjà remarqué lors de ma chute. J'ai senti avec ma langue que j'avais perdu beaucoup de dents. Ma mâchoire avait aussi reculé. Quand je me suis regardé dans le miroir, je voyais beaucoup de sang

et mes lèvres étaient gonflées. La douleur fut supportable grâce aux antalgiques ».

Références bibliographiques
Dufour Olivier, « Il perd neuf dents, mais poursuit sa folle série », in *www.20min.ch*, 2019.
sport.gentside.com, *« Un hockeyeur perd 10 dents après un violent coup de crosse d'un adversaire. »*, 2013.

Rugby

En 2019, l'ailier international Damian Penaud a pris un énorme tampon à l'entraînement de son coéquipier Rémy Grosso. Il a reçu vingt points de suture et a perdu deux dents au cours de ce choc. Une prothèse amovible de deux dents a été mise en remplacement provisoire des deux incisives centrales perdues.

En 2007, lors d'un match local, Ben Czislowski, ancien joueur australien de rugby à XIII, subit un choc très violent avec un adversaire. Il doit être recousu au-dessus de l'œil gauche. Ensuite, il a commencé à souffrir de maux de tête, mais la cause n'a jamais été isolée. Une commotion a été vaguement évoquée, jusqu'à ce qu'une infection oculaire apparaisse avec des douleurs lancinantes. Un médecin a fini par découvrir la cause de ce mal : une dent qui était restée sous la peau du joueur. Son adversaire a, quant à lui, perdu plusieurs dents et a vu sa mâchoire fracturée.
Deux autres joueurs ont connu pareille mésaventure. L'un d'entre eux, Jamie Ainscough, en 2002, a failli avoir le bras amputé suite à l'infection déclenchée par la dent incrustée, celle-ci étant pleine de germes bactériens. L'autre, le talonneur australien, Shane Millard, a dû se faire retirer une canine du bras en 2004.

L'international anglais Manu Tuilagi a été sanctionné d'une forte amende (environ 5 850 euros) par l'International Rugby Board pour avoir porté un protège-dents où apparaissait le nom d'un sponsor dessus.
La Faculté dentaire de Bordeaux perpétue une longue tradition de rugby. On apprend par le capitaine de l'équipe de rugby universitaire, Louis Huault, lui-même étudiant en dentaire,

que la direction de la Faculté dentaire leur permet de faire un voyage annuel dans une des capitales du rugby européen dans le cadre du Tournoi des VI Nations. À cette fin, les étudiants disposent d'une dispense exceptionnelle de cours, de travaux pratiques et de clinique pendant ces quatre jours d'absence.
Le voyage est financé par un généreux donateur de l'association sportive des étudiants en chirurgie dentaire de Bordeaux. Son président d'honneur est le professeur Jean David qui est très attaché à la Faculté bien sûr, mais aussi à l'équipe de rugby des étudiants.

Jérôme Galion, né le 4 avril 1955, international français de rugby, a été champion de France en 1987. Il participe à cinq Tournois des V Nations qu'il ne gagne jamais. En 1989, il met un terme à sa carrière de joueur et retourne à son exercice de chirurgien-dentiste. Il obtient son diplôme en 1977 à la Faculté dentaire de Marseille et part trois jours après en tournée en Argentine. Il ouvre son cabinet en 1979 et organise son exercice en ménageant des plages d'entraînement satisfaisant, suppléé en cela par son frère également dentiste. Il pratique à Toulon aujourd'hui. Il est président du RC Toulon de 2000 à 2003.

Références bibliographiques

Berges Pierre, « Le cap'tain de l'équipe de la Fac dentaire de Bordeaux nous parle de rugby », in *www.branchezrugby.fr*, 2016.

Godet Raphaël, « Jérôme Galion : « Les Français iront au bout », in *L'Information dentaire, www.information-dentaire.fr*, 16/09/2015.

Perrin Thibault, « En 2007, Ben Czislowski passait quatre mois avec la dent d'un adversaire dans le front » in *www.rugbynistere.fr*, 2020.

www.actu.fr, *« Damian Penaud a peut-être perdu deux dents, mais ça l'amuse beaucoup »*, 29/11/2019.

Athlétisme

Une étude de l'University College of London parue le 23 août 2019 a étudié l'hygiène dentaire de 352 sportifs olympiques et professionnels issus de onze disciplines différentes (cyclisme, natation, football, hockey, voile athlétisme, aviron, rugby). 94 % d'entre eux se brossent les dents deux fois par jour et 44 % utilisent le fil dentaire régulièrement[5].

Ses études ont révélé que 49 % d'entre eux ont des caries non traitées et une grande majorité a des signes précoces d'inflammation des gencives. Pour 32 % d'entre eux, la santé bucco-dentaire a un impact défaillant sur leurs entraînements et leurs performances.

Un défaut d'occlusion peut perturber l'appui des pieds au sol durant la course. C'est pourquoi Serguei Bubka, champion olympique à une reprise, Carl Lewis, champion olympique à neuf reprises, avant les jeux de Séoul (1988) et Leroy Burrell, champion olympique à une reprise, ont utilisé des appareils dentaires pendant leur carrière, pour placer leurs mâchoires en position idéale par rapport à leur squelette et améliorer leur posture au maximum de ce qui était alors possible. Cela a eu indéniablement un impact sur leurs résultats.

Il est bon de citer l'effet Mexico (1968) encore contesté aujourd'hui par les spécialistes. La haute altitude aurait eu impact sur la santé bucco-dentaire puisqu'il a été enlevé environ 600 dents aux athlètes pendant ces jeux, ce qui est encore à ce jour un chiffre considérable.

---

[5] Des études américaines récentes démontrent que l'usage du fil dentaire est nocif, ceci étant lié au passage brutal du point de contact, mal maîtrisé, entre les dents qui sectionne les papilles gingivales interdentaires. On ne recommande donc plus son utilisation.

La championne française Marie-José Pérec, championne olympique à trois reprises, a eu recours à un appareil orthodontique pour corriger les troubles de son articulé dentaire défaillant - son esthétique très certainement également. Avant Séoul où elle arrive blessée, elle a inscrit sur son miroir le temps qu'elle souhaitait atteindre dans sa course programmée au J. O. À chaque fois *« qu'elle se brossait les dents, elle le voyait constamment. »*

La Dr Elizbieta Krzesinska (1934-2015), polonaise, devient dentiste en 1963. Aux Jeux olympiques de Melbourne en 1956, elle gagne la médaille d'or au saut en longueur féminin avec un saut à 6,35 m. Sa carrière sportive s'arrête en 1965. Elle exerce alors en tant que dentiste.

Alvin Kraenzlein (1876-1928) est considéré comme un précurseur dans le saut de haies. C'est lui en effet qui est le premier à franchir ses haies « à la volée », jambe tendue.
Au printemps 1897, il est étudiant en médecine dentaire en Pennsylvanie. Il est diplômé, mais n'exercera jamais, préférant à la fin de sa carrière sportive la fonction d'entraîneur de l'Université du Michigan, puis de l'équipe nationale d'Allemagne d'athlétisme. Prévenu juste avant la Première Guerre mondiale, il aura le temps de revenir aux USA.
En 1900, aux Jeux olympiques de Paris, il remporte quatre médailles d'or : la course de 60 m plat en battant un record du monde, le 110 m haies en égalant le record du monde actuel, le 200 m haies et le saut en longueur homme. En 1974, il entre au National Track and Field Hall of Fame réservé aux plus grands athlètes américains.

Références bibliographiques

Aronis Henri, *Histoire de la médecine bucco-dentaire au travers de la philatélie*, Éditions universitaires européennes, vol. 1&2, Riga, 2018.

Aronis Henri, communication personnelle, 2020.

timbreetdents.eu, *« Le sport »*, 2020.

Deffrennes Geoffroy, « Les dents », in *www.athle.fr, Fédération française d'athlétisme*, sans date.

Gallagher Julie, Ashley Paul, Aviva Petrie & Needleman Ian, « Oral health related-behaviours reported by elite and professional athletes », in *British Dental Journal*, 23 août 2019 ; 227 : 276-280.

www.jogging-international.net, *« La course à pleines dents. Bon pied… bonnes dents… »*, 2016.

www.ladepeche.fr, *« Nos dents sous surveillance »*, 1999.

Natation

Chez le nageur, les deux principales pathologies buccales rencontrées sont l'érosion dentaire, due au faible pH de l'eau de piscine lorsque celui-ci n'est pas bien régulé par manque de tampon, et les colorations dentaires produites par les agents désinfectants des piscines. Le tartre des nageurs est également tout à fait spécifique et reconnaissable.
Le chlore des piscines est responsable d'une hypersensibilité des dents et de leur décoloration. Il est recommandé de ne pas se brosser les dents, si hypersensibilité il y a, dans les quatre heures qui suivent un bain. De même, le port d'un protège-dents si ce sport est pratiqué régulièrement. La nutrition semble aussi être un problème majeur rencontré dans ce sport. Il convient d'y être attentif.

Mark Spitz, né le 10 février 1950, est un célèbre nageur qui a gagné sept médailles d'or aux Jeux olympiques de Munich en 1972, en établissant à chaque fois un record du monde.
À l'Université de l'Indiana de 1968 à 1972, il est un étudiant en prépa dentaire. Membre de Phi Kappa Psi Fraternity en pre-dental, il est entraîné alors par Doc Counsilman. Ce système lui confère des possibilités de préparation aux J. O. extraordinaires. Toutefois, il ne sera jamais diplômé en dentaire.
Le magazine *Time* lui a demandé s'il voulait retourner à l'école dentaire après les Jeux olympiques. *« J'ai toujours voulu être dentiste depuis le temps où j'étais au lycée et j'ai été accepté à l'école dentaire au printemps 1972. J'avais l'intention d'y aller, mais après les Jeux olympiques, il y a eu d'autres opportunités. J'ai fait un peu de télévision et des allocutions, et les choses se sont simplement déroulées à partir de là. »*

<u>Références bibliographies</u>

Aronis Henri, *Histoire de la médecine bucco-dentaire au travers de la philatélie*, Éditions universitaires européennes, vol. 1&2, Riga, 2018.

Aronis Henri, communication personnelle, 2020.

timbreetdents.eu, *« Le sport »*, 2020.

Morin Alexandre, *Influence de la natation de « haut niveau » sur la flore buccale*, Thèse Doct. Chir. Dent., Bordeaux, 2016.

timbreetdent.eu, « Dentistes et médecins – Timbre & Dent », 2018.

Pêle-mêle…

Escrime

La Dr Kerstin Palm est née à Malmö en 1946. Fille de dentiste, elle est diplômée elle-même de l'Université de Stockholm en 1969. Devenue dentiste à son tour, elle participe à six Jeux olympiques : Tokyo (1964), Mexico (1968), Munich (1972), Montréal (1976), Moscou (1980) et Los Angeles (1984).
En escrime, le port du protège-dents est recommandé. La constriction des mâchoires générées par l'effort est si intense qu'elle peut occasionner abrasions et fractures des dents.

Patinage de vitesse

Erhard Keller est né en 1944, à Gunsburg en Allemagne. Il est diplômé de l'Université de Munich et devient dentiste en 1973. Pendant ses études, il s'entraîne au patinage de vitesse. Très vite, il rejoint l'équipe nationale allemande. C'est avec elle qu'il participe aux Jeux olympiques. Il gagne la médaille d'or en 1968. Surnommé le « dentiste volant », il est champion du monde en 1971 et 1973, et gagne à nouveau aux Jeux olympiques de 1972.
Il cesse la compétition en 1975 et exerce alors la chirurgie dentaire à plein temps.

Cricket

Alfred Noble Montague (1873-1940) est formé à l'art dentaire sous les ordres d'Henry Peach (1863-1947) qui exerce à Macquarie Street à Sidney en Australie. Peach dispose d'un grand cabinet où il prend sous son aile plusieurs praticiens en apprentissage en même temps. Montague y est enregistré en tant que praticien en 1901. En 1902, ce dernier est chirurgien honoraire et assistant dentaire à l'hôpital dentaire de Sidney. Il a été président de l'Association dentaire de la Nouvelle-Galles-du-Sud en 1915 et a siégé au conseil dentaire de l'État de 1916 à 1921. Passionné de cricket, il est capitaine de l'équipe qui remporte la coupe du monde en 1909. Plus tard, au cours du premier conflit mondial, il rejoint le corps dentaire australien.

Badmington

Lene Köppen est une joueuse de badminton qui remporte le championnat du monde de badminton en simple et en double mixte en 1977. Elle gagne aussi la Badmington World Cup en 1979 et 1982. Elle est élue en 1988 au World Badmington Hall of Fame.

Elle est diplômée en chirurgie dentaire, en 1977, à l'Université de Copenhague. Elle pratique une dentisterie scolaire dans les faubourgs de la ville. Elle n'arrêtera jamais son exercice, mêlant ainsi pratique médicale à un sport de haut niveau simultanément.

Jeu de la crosse

Sport typiquement amérindien, repris par les anglophones au XIXe siècle, interpellés par cette activité en regardant jouer les Indiens, le jeu de la crosse, considéré comme sport national canadien, mais pas reconnu juridiquement en tant que tel[6], a connu un « père fondateur » dentiste. L'Association nationale de Crosse canadienne est fondée en 1867. Beers en est le secrétaire.

William George Beers (1841-1900) assure la promotion de ce sport qui connaît un succès considérable. Beers est celui qui met en place les règles de ce sport toujours en vigueur aujourd'hui.

Beers apprend le métier en apprentissage chez le dentiste Charles M. Dickinson. Beers est parmi les premiers à avoir demandé que la profession de dentiste soit reconnue officiel-

[6] Il ne le sera qu'en 1994.

lement ainsi que la formation d'écoles. En 1868, il est nommé premier secrétaire de l'Association dentaire de la province de Québec. Le Collège de médecine dentaire de la province de Québec ouvre ses portes en 1892 et Beers en est le premier doyen.

En 1869, il créée le *Canada Journal of Dental Science* qui ne connaît guère de succès. En 1889, Beers lance un autre journal, le *Dominion Dental Journal* qui demeure le journal dentaire principal au Canada jusqu'en 1935, date à laquelle il intègre le journal de l'Association dentaire canadienne.

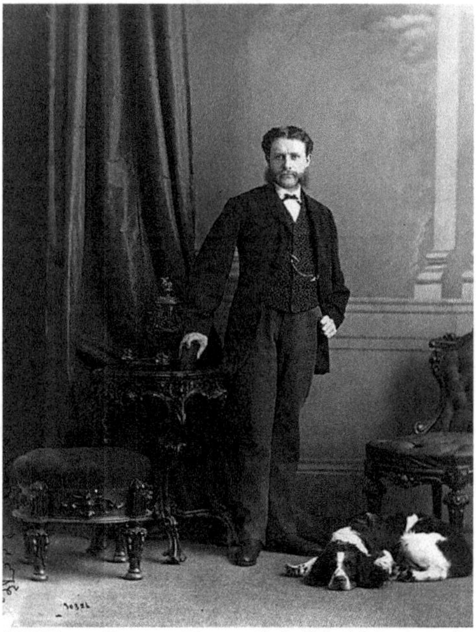

William George Beers (McCord Museum).

Références bibliographiques :

Aronis Henri, *Histoire de la médecine bucco-dentaire au travers de la philatélie*, Éditions universitaires européennes, vol. 1&2, Riga, 2018.

Aronis Henri, communication personnelle, 2020.
McCord Museum, Canada, 2021.
timbreetdents.eu, *« Le sport »*, 2020.

Conclusion

Le XXe siècle voit la pratique du sport se généraliser, presque se banaliser. Les grandes compétitions étant de mieux en mieux relayées par les médias, par mimétisme entre les professionnels et les amateurs, la notion de compétition, qui implique celle de performance, s'est faite omniprésente chaque jour davantage.
Il ne peut y avoir de résultats favorables si la santé n'est pas au rendez-vous, ce qui a fait apparaître la nécessité d'un suivi médical régulier pour les optimiser justement, avec l'apprentissage de disciplines connexes comme la nutrition, la psychologie ou la chirurgie dentaire par exemple.
Concernant cette dernière, rappelons que c'est seulement en 1931 que les mécanismes physiologiques de la carie dentaire ont été compris. Bien plus tard est arrivée l'assimilation des répercussions des pathologies bucco-dentaires sur l'organisme en général, puis plus spécifiquement sur les performances des sportifs.
Ainsi, si la chirurgie dentaire n'est pas une jeune discipline, l'odontologie du sport, quant à elle, l'est assurément. Si celle-ci connaît un essor considérable, dans ses préceptes et ses protocoles, depuis moins de cinquante ans, elle n'a pas fini, à mon sens, d'explorer toutes les possibilités qui s'offrent à elle. Avec l'amélioration des matériaux et l'implantologie qui est une science qui repousse les limites du réalisable, on ne peut qu'envisager, me semble-t-il, l'avenir avec enthousiasme, sérénité et espoir.
Un frein toutefois en France, à mon sens : le Code de la santé publique qui laisse le choix au patient de se soigner ou pas, ceci même si un diagnostic est posé. S'il a d'indéniables qualités, sur le plan sportif, il peut être préjudiciable. En effet, nombreux sont les athlètes qui tombent dans la facilité

de ne pas aller chez le dentiste, par peur le plus souvent, par ignorance également, au détriment du bénéfice que pourrait leur apporter physiologiquement le soin médical. Les pathologies évoluent négativement, altérant inévitablement leurs performances et l'éventuelle représentativité que cela implique derrière à l'échelon local, national ou international, sans parler du coût pour la collectivité. Une maintenance régulière coûte beaucoup moins cher que des soins d'urgence qui demandent des moyens thérapeutiques plus lourds.
Selon moi, et cela n'implique que moi, il me semble qu'en cas de premier diagnostic dépistant des pathologies, le sportif devrait avoir le droit de se soumettre, auprès d'un autre praticien de son choix, à un second examen (il en a déjà la possibilité aujourd'hui). Si ce deuxième diagnostic vient confirmer le premier, alors il devrait être tenu de faire les soins qui s'imposent. Mais, hormis dans le cadre d'éventuelles conventions collectives privées, cela n'a pas lieu le plus souvent.
Ainsi, depuis que je suis dentiste du F. C. Nantes, ma mission a été davantage une mission d'informations que de soins. Toutefois, comme je l'ai démontré, elle a été plutôt intéressante, puisque je suis parvenu, par la seule prise de conscience des joueurs, à diviser par deux le nombre de dents cariées par joueur (3,56 en 2014 à 1,53 en 2020). Mon intervention n'aura donc pas été inutile, me semble-t-il, et s'est révélée plutôt positive, sans tomber nullement dans l'autosatisfaction, car il reste beaucoup de travail à faire.
Pour rappel, les problèmes dentaires sont de deux ordres : bactériens ou mécaniques. Voici donc quelques recommandations bucco-dentaires pour améliorer les performances de tous les sportifs :

- une bonne hygiène dentaire ;
- un suivi régulier chez le dentiste et faire les soins qui s'imposent (soins de caries, endodontie, détartrage et avulsions nécessaires afin d'éradiquer les foyers

infectieux potentiels ou avérés ; traitements orthodontiques et prothétiques appropriés pour rétablir une bonne occlusion, donc une bonne posture) ;

- une bonne alimentation ;
- une bonne hydratation également (la sécheresse buccale, lors de l'effort physique notamment pour une pratique du sport de haut niveau, est un facteur de propagation des caries, car la salive voit son PH modifié et donc son rôle de première barrière naturelle de défense des dents contre les agressions bactériennes ainsi minimisé – attention aux boissons énergétiques très sucrées qui favorisent les caries) ;
- le port du protège-dents est recommandé le plus souvent dans toutes les disciplines sportives (soit pour protéger contre les traumatismes et autres abrasions, soit pour optimiser les performances en améliorant la posture (bon alignement de la mâchoire par rapport à la colonne vertébrale ce qui diminue les contraintes musculaires parasites et confère ainsi plus de tonus aux muscles, donc plus de puissance et de résistance).

Remerciements

Il m'est essentiel de remercier mes mentors, les professeurs Simon Bérénholc et François Resche, le regretté Dr Henri Lamendin, un précurseur spécialiste de l'odontologie du sport, qui nous a quittés et M. Thierry Feral à qui je dois tant et tant. Sans oublier, tous ceux qui me soutiennent au quotidien dans mes travaux, voire qui y participent.
Je tiens à dire merci aux Académies médicales, qui m'ont permis d'incorporer leur rang, pour leur amitié et leur confiance. Académie nationale de chirurgie dentaire et Académie nationale de chirurgie, soyez remerciées de votre bienveillance à mon encontre.
À mon père, médecin, qui m'a permis de vivre l'aventure du F. C. Nantes, rêve d'enfant et d'adolescent devenu réalité.
Je ne peux terminer sans dire tout l'amour que je porte à ma femme et à mes trois enfants qui illuminent ma vie comme autant de soleils.

Bibliographie

- *Livres* :

Aronis Henri, *Histoire de la médecine bucco-dentaire au travers de la philatélie*, Éditions universitaires européennes, vol. 1&2, Riga, 2018.
Bausmith, John C., *Maplewood, NJ (Images of America)*, Arcadia Publishing, 1999.
Bogopolsky Sacha, La brosse à dents ou l'histoire de la « mal aimée », CdP (éd.), Paris, 1995.
Dias R. B., Coto N. P., *Sports Dentistry : A multi professional approach*, Medbook Editors, 2014.
Federation Dentaire International, Guidelines for dental protection during sporting activities ; drugs and sport, F. D. I. Technical Report N° 38 & 39, F. D. I. World Dental Press, Londres, 1990.
Lamendin Henri, *Historique de l'Odonto-stomatologie du sport en France*, L'Harmattan (éd.), Coll. Médecine à travers les siècles, Paris, 2009, 192 p.
Lamendin Henri, *Investigations et expérimentations en odontologie, 40 années de recherches*, L'Harmattan (éd.), Collection Médecine à travers les siècles, Paris, 2009.
Lamendin Henri, *Titres et travaux*, Souvenirs (éd.), Guillestre, 2009.
Lamendin Henri, *Souvenirs et réflexions pour servir à l'histoire d'un changement d'époque*, Souvenirs (éd.), Guillestre, 2007.
Lamendin Henri, *De l'art dentaire à d'autres arts*, L'Harmattan (éd.), Collection Médecine à travers les siècles, Paris, 2007.
Riaud Xavier, *Histoires de la médecine bucco-dentaire*, L'Harmattan (éd.), Collection Médecine à travers les siècles, Paris, 2010.

Riaud Xavier, *Dentiste et football professionnel*, Generis Publishing, Chisinau (Moldavie), 2020.

- *Articles* :

Berges Pierre, « Le cap'tain de l'équipe de la Fac dentaire de Bordeaux nous parle de rugby », in *www.branchezrugby.fr*, 2016.

Bogopolsky Sacha, *Histoire du dentifrice*, Actes de la S.F.H.A.D., Paris, 23 et 24/06/2000, http://www.biusante.parisdescartes.fr.

Bremond Gaspard, « RS :X. Jeux olympiques. Pierre Le Coq : « Je suis l'assurance tous risques. » », in *www.ouest-france.fr*, 2020.

Brugnoli Simone, « After brushing my teeth, I was back at the fridge », in *www.tennisworldusa.org*, 05/12/2020.

Buczkowska-Radlińsk J., Łagocka R., Kaczmarek W., et al., « Prevalence of dental erosion in adolescent competitive swimmers exposed to gas-chlorinated swimming pool water », in *Clin. Oral Investig.*, 2013 March ; 17(2) : 579-83.

Coto N. P., Dias R. B., Antoniazzi T. F., Costa R. A., Carvalho E. P. C., « Mechanical Behaviour of Ethylene Vinyl Acetate Copolymer (EVA) Used for Fabrication of Mouthguards and Interocclusal Splints », in *Brazilian Dental Journal*, 2007 ; 18 : 324-328.

Coto N. P., Driemeier L., Roveri G. O., Meira J. B. C., Dias R. B., Noritomi P. Y., « Numerical study of the face bone behaviour when impacted by rigid ball », in *J. Biomech.*, 2012 July ; 45 : 1121-1121.

Coto N. P., Meira J. B. C., Dias R. B., Driemeier L., Roveri G. O., Noritomi P. Y., « Assessment of nose protector for sport activities : finite element analysis », in *Dent. Traumatol.*, 2012 April ; 28(2) : 108-13.

Deffrennes Geoffroy, « Les dents », in *www.athle.fr, Fédération française d'athlétisme*, sans date.

Denis Frédéric, « Dent de sagesse et cyclisme de haut niveau », in *www.lamedecinedusport.com*, 2013.

Duchan E., Patel N. D., Feucht C., « Energy drinks : a review of use and safety for athletes », in *Phys. Sports Med.*, 2010 June ; 38(2) : 171-9.

Dufour Olivier, « Il perd neuf dents, mais poursuit sa folle série », in *www.20min.ch*, 2019.

Franck Kathleen, « Coupe du Monde 2018 : 3 infos à retenir de l'équipe d'Islande », in *www.rtl.fr*, 2018.

Gainey Tom, « Add wisdom teeth to Rafael Nadal's ailments », in *www.tennis-x.com*, 24/03/2010.

Gallagher Julie, Ashley Paul, Aviva Petrie & Needleman Ian, « Oral health related-behaviours reported by elite and professional athletes », in *British Dental Journal*, 23 août 2019 ; 227 : 276-280.

Gatto Luigi, « Tsonga's shocking revelation : « Here's why I suffered many injuries in my career. » », in *www.tennisworldusa.org*, 31/10/2016.

Godet Raphaël, « Jérôme Galion : « Les Français iront au bout », in *L'Information dentaire, www.information-dentaire.fr*, 16/09/2015.

Goupy Lucile, « Traumatologie dentaire du sportif », in *www.lamedecinedusport.com*, 2018.

Greber Jacob, « Au J. O., pour veiller sur les dents des athlètes », in *www.swissinfo.ch*, 2004.

Kelly William, « Old Sandbox at the First Tee – ACCC », in *kellysgolfhistory.blogspot.com*, 2011.

Lomas Nick, « Who invented the Golf Tee ? The Quick Golf Questions and Answers », in *www.golfspan.com*, 2020.

Mattéi Alain, « Un protège-dents de Steven Curry adjugé pour plus de 3 000 dollars », in *www.eurosport.fr*, 2016.

Mishra Rashmi, « 9 things every Roger Federer fan must know about the Swiss legend », in *www.india.com*, 08/08/2015.

Needleman I., Ashley P., Petrie A., et al., « Oral health and impact on performance of athletes participating in the London 2012 Olympic Games: a cross-sectional study », in *Br. J. Sports Med.*, 2013 Nov. ; 47(16) : 1054-8.

Noble W. H., Donovan T. E., Geissberger M., « Sports drinks and dental erosion », in *J. Calif. Dent. Assoc.*, 2011 April ; 39(4) :233-8.

Otomo-Corgel J., Pucher J. J., Rethman M. P., Reynolds M. A., « State of the science: chronic periodontitis and systemic health », in *J. Evid. Based Dent. Pract.*, 2012 September ;12(3Suppl.) :20-8.

Ott Chris, « Grant, George Franklin (1847-1910) », in *www.ada.org*, 2007-2008, p.1.

a/ Paulin Jérôme & Paulin Michel, « Le styliste automobile », in *http://www.georgespaulin-lesite*.com, 2006.

b/ Paulin Jérôme & Paulin Michel, « L'inventeur du coupé/cabriolet », in *http://www.georgespaulin-lesite.com*, 2006.

c/ Paulin Jérôme & Paulin Michel, « Le combattant de la liberté », in *http://www.georgespaulin-lesite.com*, 2006.

d/ Paulin Jérôme & Paulin Michel, « Biographie express », in *http://www.georgespaulin-lesite.com*, 2006.

Perrin Thibault, « En 2007, Ben Czislowski passait quatre mois avec la dent d'un adversaire dans le front » in *www.rugbynistere.fr*, 2020.

Prault Jean-Pierre, « Basketball / Damien Pastres croque la vie à belles dents », in *www.lunion.fr*, 2012.

Riaud Xavier, « Bonnes dents, bon jeu ? », in *Inside, le magazine du SNUC Tennis*, 2019, p. 48.

Riaud Xavier, « Histoire de la brosse à dents », in *Solutions cabinet dentaire*, n°14, mars 2019, p. 100.

Riaud Xavier, « Histoire du dentifrice (Antiquité – XVIIe siècle) », in *Solutions cabinet dentaire*, n°15, avril 2019, p. 86.

Riaud Xavier, « Histoire du dentifrice (XVIIIe – XIXe siècle) », in *Solutions cabinet dentaire*, n°16, mai 2019, p. 84.
Riaud Xavier, « Histoire du dentifrice XXe siècle », in *Solutions cabinet dentaire*, n°17, juin 2019, p. 108.
Riaud Xavier, « Les dents du foot », in *Solutions cabinet dentaire*, n°8, septembre 2018, p. 110.
Riaud Xavier, « Le protège-dents… du coton au plastique », in *Solutions cabinet dentaire*, n°10, novembre 2018, p. 102.
Riaud Xavier, « Du tennis et des maux de dents », in *Indépendentaire*, n°140, septembre 2016, pp. 104-105.
Riaud Xavier, « Des dentistes morts pour la France », in *Histomag'44*, www.39-45.org/histomag, n° 70, mars-avril 2011, pp. 35-38.
Riaud Xavier, « Hommage aux premiers dentistes noirs américains », in *Vesalius*, Vol. XV, n° 1, juin 2009, pp. 9-11.
Robert Guillaume, « Deux dents de sagesse en moins… pour de meilleures performances », in *www.cycloblog.fr*, 2012.
Scimè Pascal, « Pour fuir le Kazakhstan, je me suis caché chez mon dentiste », in *www.rtbf*, 2016.
Soares P. V., Tolentino A. B., Machado A. C., Dias R. B., Coto N. P., « Sports dentistry: a perspective for the future », in *J. of Phys. Education and Sports*, 2014; 28: 351-358.
Souza L. A., Elmadjian T. R., Dias R. B., Coto N. P., « Prevalence of malocclusions in the 13-20 years old categories of football athletes », in *Braz. Oral Res.*, 2011 ; 25 : 19-22.
Torkzaban P., Hjiabadi T., Basiri Z., Poorolajal J., « Effect of rheumatoidarthritis on periodontitis: a historical cohort study », in *J. Periodontal Implant Sci.*, 2012 June ; 42(3) : 67-72.
Walker Douglas, « Andy Murray nets himself shiny new gnashers after shelling out thousands to fix crooked teeth », in *www.thesun.co.uk*, 30/04/2019.
Yee D. A., Atayee R. S., Best B. M., Ma J. D., « Observations on the urine metabolic profile of codeine in

pain patients », in *J. Anal Toxicol.*, 2014 March ; 38(2) : 86-9.
Yoshinobu M., Toshikazu Y., Yuto T., Takanori A., Keiichi I., Toshiaki U., Masaru M., Naritoshi M., « Is Mouthguard Effective for Preventing Traumatic Injuries during Sports Events? », in *Int. J. of Sports Dent.*, 2013; 6 : 7- 12.
Zimmer Marguerite, *Petite histoire de l'Art dentaire (du XVIII*[e] *siècle à 1950)*, Actes de la S.F.H.A.D, sans date, www.biusante.parisdescartes.fr.

- *Sites Internet* :

Academy of Sports Dentistry, *« Position Statements. Definition of Sports Dentistry »*, http://www.academyforsportsdentistry.org/index.php?option=com_content&view=article&id=5.
http://en.wikipedia.org, *George Franklin Grant*, 2009, p. 1.
http://fr.wikipedia.org, *Georges Paulin*, 2008, pp. 1-3.
http://fr.wikipedia.org, *Louis Renault*, 2009, pp. 1-7.
http://oralcancerfoundation.org, 2001-2009.
https://fr.wikipedia.org, *« Hugo Sanchez »*, 2020.
joomla.classicsportscar-rallyes.fr, *« Bob Neyret – Classic and Sports Car rallyes »*, 2014.
rmcsport.bfmtv.com, *« Cyclisme : 130 points de suture, dents cassées... des nouvelles de Fabio Jacobsen après sa lourde chute »*, 2020.
sport.gentside.com, *« Un hockeyeur perd 10 dents après un violent coup de crosse d'un adversaire. »*, 2013.
timbreetdents.eu, *« Le sport »*, 2020.
www.actu.fr, *« Damian Penaud a peut-être perdu deux dents, mais ça l'amuse beaucoup »*, 29/11/2019.
www.dentiste-champigny-bana.fr.
www.facebook.com, *« Yesterday, my wisdom teeth were pulled out... »*, 03/07/2012.
www.ffhandball.fr, *« Olivier chez le dentiste »*, 2018.

www.footichiste.com, *La légende du dentiste coréen*, 2008, pp. 1-3.
www.huffingtonpost.fr, *« Les athlètes olympiques ont de mauvaises dents »*, 2013.
www.information-dentaire.fr, *« Voile : notre confrère Philippe Mariani s'aligne sur la transat Cap Martinique 2021 »*, 2020.
www.jogging-international.net, *« La course à pleines dents. Bon pied... bonnes dents... »*, 2016.
www.ladepeche.fr, *« Làzló Bölöni : Dentiste, colonel, entraîneur... »*, 12/03/2011.
www.ladepeche.fr, *« Nos dents sous surveillance »*, 1999.
www.olympic.org, *« Programme de soins dentaires des Jeux olympiques de Rio »*, 2021.
www.protege-dents-rugby.com, *« Histoire du protège-dents – Les protège-dents rugby »*, sans date.
www.rafaholics.com, *« Toni Nadal : wisdom teeth removed »*, 11/09/2012.
www.rtl.be, *« Le coureur cycliste Stybar se fait refaire les dents après une lourde chute »*, 2015.

- *Musées* :

Agence photographique Réunion des Musées nationaux, photo Bricart Nicolas-Pierre, 2007.
McCord Museum, Canada, 2021.

- *Collections privées* :

Aronis Henri, 2020.
Lamendin Henri, Guillestre, 2009.
Riaud Xavier, Nantes, 2007, 2018, 2019, 2021.

- *Entretiens téléphoniques* :

Lamendin Henri, juin-juillet 2009.
Paulin Michel, 2008.

Table des matières

Structures éditoriales du groupe L'Harmattan

L'Harmattan Italie
Via degli Artisti, 15
10124 Torino
harmattan.italia@gmail.com

L'Harmattan Hongrie
Kossuth l. u. 14-16.
1053 Budapest
harmattan@harmattan.hu

L'Harmattan Sénégal
10 VDN en face Mermoz
BP 45034 Dakar-Fann
senharmattan@gmail.com

L'Harmattan Cameroun
TSINGA/FECAFOOT
BP 11486 Yaoundé
inkoukam@gmail.com

L'Harmattan Burkina Faso
Achille Somé – tengnule@hotmail.fr

L'Harmattan Guinée
Almamya, rue KA 028 OKB Agency
BP 3470 Conakry
harmattanguinee@yahoo.fr

L'Harmattan RDC
185, avenue Nyangwe
Commune de Lingwala – Kinshasa
matangilamusadila@yahoo.fr

L'Harmattan Congo
67, boulevard Denis-Sassou-N'Guesso
BP 2874 Brazzaville
harmattan.congo@yahoo.fr

L'Harmattan Mali
ACI 2000 - Immeuble Mgr Jean Marie Cisse
Bureau 10
BP 145 Bamako-Mali
mali@harmattan.fr

L'Harmattan Togo
Djidjole – Lomé
Maison Amela
face EPP BATOME
ddamela@aol.com

L'Harmattan Côte d'Ivoire
Résidence Karl – Cité des Arts
Abidjan-Cocody
03 BP 1588 Abidjan
espace_harmattan.ci@hotmail.fr

Nos librairies en France

Librairie internationale
16, rue des Écoles
75005 Paris
librairie.internationale@harmattan.fr
01 40 46 79 11
www.librairieharmattan.com

Librairie des savoirs
21, rue des Écoles
75005 Paris
librairie.sh@harmattan.fr
01 46 34 13 71
www.librairieharmattansh.com

Librairie Le Lucernaire
53, rue Notre-Dame-des-Champs
75006 Paris
librairie@lucernaire.fr
01 42 22 67 13

www.ingramcontent.com/pod-product-compliance
Lightning Source LLC
LaVergne TN
LVHW051104051026
849532LV00004BB/1426